JN183246

がんと命の道しるべ

余命宣告の向こう側

新城拓也

SHINJO, Takuya

日本評論社

まえがき
——がんと生きるあなたへ、そして、がんと生きる誰かを支えているあなたへ

病気の苦しみをあらゆる方法で緩和する、「緩和ケア」が世に知られるようになってきた。

しかし、実際に医療を受けているがん患者の多くは、「緩和ケア」という言葉を好んではいない。病気の苦しみを取り除く手助けをしてもらえるかもしれないと知りつつも、緩和ケアという言葉は死を連想させる。知りたいけど知りたくない、かかわりたいけどかかわりたくない、そんなふうに思うのも自然なことなのだと思う。

私は緩和ケアの専門医として、患者の体験しているがんの苦しみをどうしたら軽減できるか、ずっと考えてきた。とくにがんの痛みは苦しく、生きていく力を奪ってしまう。

かつて歌人の正岡子規は、「少し苦痛があるとどうか早く死にたいと思うけれど、その

苦痛が少し減じると最早死にたくも何にもない」と書いている。身体の苦しみが続けば、死にたいと思うのも当然のことだ。私も苦しみを体験している患者から、「楽になる薬を注射して死なせてほしい」と本心から言われたことが何度もある。

そのたびに、はぐらかさず、逃げ出さず、まず痛みを緩和し、そして次々に起こる苦しみに一緒に向き合ってきた。たとえ痛みをうまくとることができても、また新たな身体の苦しみが生まれる。それだけではない。家族の将来に自分は何ができるのだろうか。今、自分のかかわっている仕事が続けられるだろうか。そして、なぜこんな病気になったのだろうか。患者は、いろんな種類の苦しみを同時に抱える。

病気になっても家庭を支え、職場にとどまり、自分の大切にしてきた生き方を守ろうとする患者に多く出会ってきた。そして、がんのためにできないことが増えていく苦しみは、痛みの治療のように、薬だけでは治療できないことがわかった。また、患者、家族の多くには、あらゆることを相談できる相手があまりにも少ないということを知った。

治らない病気、がんを抱えて生きていくには、そして生き延びていくにはどうしたらよいのか。私は患者とともに真剣に考えてきた。

緩和ケアを伝えるためのいろいろな本やウェブサイトを見ていていつも思うことは、どこか嘘っぽいということだ。イメージ写真やイラストのなかの患者は微笑み、傍らにいる家族は愛情あふれる表情で患者の肩に手を添えている。書かれている言葉は、患者を安心させるために、「大丈夫」とか、「安心してください」「相談してください」と語りかけるが、どこか心に届く感触がない。苦しむ患者のリアルな様子は描写されておらず、家族の心の葛藤も隠されている。「これはたしかに私のために書かれている」という確信がもてないのだ。

一方で、インターネット上には患者の体験が綴られたブログがたくさんある。患者・家族の多くがそのようなブログを読み、自分自身の体験や治療と何かしら重なるところ、反対に異なるところを探している。そして、まだ自分の知らない治療がどこかにないか、自分が体験している治療の副作用にどう対処したらいいのか、といった情報を見つけようとしている。今この瞬間も、がんで苦しむ多くの人たちが、自分に似た誰かを、怖々とインターネットで探し続けているのではないだろうか。

そこで見つけた抗がん剤、民間療法、自由診療での治療を取り入れる人たちもたくさんいる。しかし、そこに書かれている内容は、そのブログの書き手にとっての真実であり、まさにそのブログにアクセスしている患者・家族に当てはまるのかどうかはわからない。そして、多くのブログの書き手は、自分自身が求めている治療が手に入ってもなお苦しみの独白を続けていることもまた現実だと思う。

知りたいけど知りたくない、自分に何が起こるのか、本当は怖いけど知っておきたい。ほかの人たちはどんな体験をしているのか知りたい。

そんな人たちのためにこの本はある。決して、厳しい現実を知らせ、みなさんの生きる力を奪うようなものではない。また、嘘っぽい甘い現実を読ませて、みなさんの大切な時間を奪うようなものでもない。

まず第1章では、「鎮静（終末期鎮静）」がテーマになっている。十分に緩和ケアを行ってもなお患者に苦しみが残った時、どうしているのか、どんな治療があるか、丁寧に伝えたい。続く第2章では、ホスピスで過ごす患者・家族がどんな体験をしているのか、一つひとつ誰にでも起こりうる出来事を書いている。そして第3章では、今私が主にかかわっている、自宅療養をする患者・家族はどんな様子なのか、どんな体験をしているかについて書いた。最後の第4章では、私自身が医師として何に悩み、どう成長してきたのか、患者・家族とどう向き合ってきたかについて書いている。

どの話も、小さな希望が含まれるよう書いたつもりだ。決して一時的な慰めのための、嘘っぽちの希望ではない。この本を通じてあなたの心を励まし、温めたいと私は心から願っている。そして、困難を抱えて生きているがん患者とその家族、親しい人たちの道しるべになればと思っている。

なお本書に登場する患者・家族は、私の経験を通じて私の心のなかで再構成された方々だ。実在はしないけれども、真実に基づいた物語だと私は確信している。

がんと命の道しるべ　目次

第1章

治療としての終末期鎮静——その現実

「いっそ死なせてくれないか」
――患者の苦悩を彼らのものに

「なあ、先生。どうせ俺の病気は治らないんだろ。それなら、この先なんで生きていかなきゃならんのかなあ。いっそ、何か注射して死なせてくれないか」

私は医師になってからこれまで、何度もこんなふうに、患者から「死なせてほしい」と頼まれてきた。

神戸のホスピスで一〇年間勤務し、その後開業して在宅緩和ケアに専念すること五年。私はこの一五年間、主にがん患者の緩和ケアを中心に活動してきた。ホスピスでは年に一五〇人を超える末期がん患者の、そして開業してからは年に五〇人前後の患者の、最期の時間にかかわってきた。

医師になって二〇年が経とうとしているが、その間、二〇〇〇人を超える患者の死にかかわった。私にとって、人の死は日常のこととなっている。ホスピスで働きたいと熱望し神戸に来てから、気がつけば一五年が経った。今では、人の死にかかわる仕事において自分の存在は最も活かされると感じているし、社会のなかでの自分の立ち位置を静かに受容している。

知り合いや同僚から、「つらくないのか、人の死に立ち会ってどう気持ちを保っているのか」とよく訊かれる。かつて内科医だった頃の恩師からは、「なぜみずから望んで敗戦処理の専門家になるのか」と心底から言われた。しかし、ホスピスでも自宅でも、患者たちは死ぬまで生きている。私は約束された死の時間まで、苦痛を最小化し、患者の力を最大化するための緩和ケアを、それが医療の本質と信じて実践しているにすぎない。

不治の病を抱えてもなお、患者たちには日常の流れが毎日たしかに訪れ、彼らは今まで生きてきたように日々を生きている。私はといえば、心のつながった患者との別れはつらい時もあるが、決して未練はない。人生の最期の時間に「向き合う」、というよりも、彼らの隣で歩調を合わせ、ちらちらと横目で見守りながら歩いているような毎日だ。患者が死というゴールに達するまでの間、みずからの歩調をゆっくりにし、どんなにゆっくりでも彼らが自分の足で歩みを続けられるようガイドするのが私の仕事だ。

治療関係をつむぐ

しかし、時に彼らは、天寿をまっとうする前にみずから人生の歩みを中断したいと思うのか、「死にたい」と、苦しみに押し潰されそうな心情を吐露することがある。

私が初めてRさんに会った時、肺がんが骨に転移し、相当な痛みがあった。タバコが好きで、今まで病気らしい病気をしたことのないRさんは、背中の痛みで病院に来たところ、たまたま肺がんがわかった。彼はとても痩せて、そして神経質そうな人だった。

私は、自分が緩和ケアの専門医であることを伝え、「呼吸器科の医師から、痛みについての相談がありました。相当痛みに困っていると聞いています。一度診察しましょうか」と話しかけた。

「緩和ケア」という言葉を聞いて、Rさんはとても警戒した様子だった。たいていの患者は、「緩和ケア」とか「モルヒネ」と聞くと死を連想するのだ。冗談みたいな話だが、語感が似ているのか「かんおけや」と聞き違える人も実際にいた。

「俺はおまえに用はないんだ。医者がしつこく『行け』と言うから仕方なく来ただけだ。さっさと痛みをとってくれ。これだけ痛いと何もできん。おまえにわかるかこの痛みが」

Rさんは背中の痛みのため、歩き方もおかしかった。これでは家に帰れそうにないと思い、しばらく入院してもらうことになった。

痛みがあるうちはもうほかのことはまったく考えられない様子なので、まずは副作用のなさそうな鎮痛薬を処方した。確実に痛みを緩和するためには、本当は医療用麻薬を投与したいのだが、私のような専門医であっても、医療用麻薬の副作用には悩まされる。十分予防しても副作用が出ることもある。Rさんは私と出会ったばかりでまだ警戒している。副作用なく確実に成功する治療、いわば「バント」で進塁してから「タイムリーヒット」を狙わないと、最初から力んで一発逆転ホームランを狙うと、彼との治療関係が崩れてしまうかもしれない。よかれと思って最善の治療をしても、その結果生じてしまった副作用を許し合える関係を醸成するには時間が足りていないと思えた。

幸い、次の日少しは痛みがとれた。私はその後数日間、痛みのことばかりでなく、Rさんがどんな人なのか、ぼんやりとおしゃべりすることに専念した。元来私は好奇心が強く、人が好きだ。Rさんがどんなことをしてきた人なのか、仕事や家族のことを、無目的にインタビューした。

Rさんは工場を経営していた。小さな工場ではあったが堅実な仕事を続けて、信頼を重ねてきたことを誇りにしていた。

「仕事をするうえで何を一番大切にしてきましたか」と尋ねると、「約束を確実に果たすことだ」と彼は答えた。その答えのなかに、私への要望がはっきりと含まれていた。私は会話を通して、痛みをとるという約束を確実に果たすことを約束させられた。

「どうせ治らないんなら」

毎日の診察を通じて、彼との治療関係の芽が出てきたと感じた頃、私はRさんにこう話した。

「医療用麻薬を使わせてください。きっとそのほうが、今より痛みはとれるでしょう。もしうまくいかなかったら、すぐに別の方法を考えます。麻薬と聞くと怖いかもしれませんが、きっとRさんを助けてくれます。始めてからもしもやっぱり嫌だと思えば、やめてもかまいません。痛みがどのくらいなくなるか、一度一緒に挑戦してみませんか」

Rさんは、「信頼しているから任せるよ」とぶっきらぼうに答えた。

実際にモルヒネの飲み薬を処方すると、その日から「おまえ、ついにやったなあ」とRさんは嬉しそうな表情を見せた。数日すると、「痛みはほとんどないよ、よかった。普通に歩けるよ」とRさんは話した。私たちは治療の成功を二人で喜び合った。

あとは、より適切な麻薬の量を探し出し、便秘をはじめとする副作用を少なくする、八〇点を限りなく一〇〇点に近づけるための治療だ。今後肺がんが進行し状態が悪くなったとしても、一度成功体験を共有できれば、つらい時をうまく乗り越えていける、私はそう直感した。

それからしばらくして、退院が間近に迫ったある日のこと。診察を受けるRさんの表情はいつもと違い、暗い。痛みがなくなったことを喜び合った時は過ぎていた。

「なあ、先生。どうせ俺の病気は治らないんだろ。それなら、この先なんで生きていかなきゃならんのかなあ。いっそ、何か注射して死なせてくれないか」

肉体の苦痛と心の苦痛

緩和ケアの現場では、がん患者は痛みをはじめとする強い症状に苦しんでいる。痛みがあるうちは、悩むことも、自分自身を見つめる余裕もない。

Rさんがそうだったように、適切に痛みが緩和されると、患者の表情は穏やかになる。そしてその劇的な効果によって、医師は患者の信頼を得る。ほかの臨床分野に比べて、患者の苦痛を緩和する緩和ケアでは、時に医師は大きな信頼を得ることができるのだ。「痛みがとれた、ありがとう」と言われることは、医師として最大の喜びである。患者とその家族からの感謝の言葉が、医師にとって毎日の原動力となる。ここに私が緩和ケアを続けてきた強い動機がある。

しかし、肉体の苦痛が緩和されても、患者の現実が変わるわけではない。患者は肉体の苦痛の緩和と引き替えに、心の悩みに直面することになる。言い換えれば、十分に悩む余裕を与えてしまうのだ。一つの苦痛を緩和できても、今度は二番目の苦痛が一番目に繰り上がってくる。治療の道程はまさにその連続だ。

こうして、一度は苦痛緩和の成功をともに喜び合った患者が、今度は「死なせてほしい」と訴えて治療者の前に現れる。皮肉なことに、医師と患者の間に信頼関係があるからこその告白なのだ。

このように死を求める患者ばかりではないのだが、時には微笑みながら、時には切迫した表情で、ホスピスで療養する多くの患者から「死なせてほしい」と言われ、私はとても困惑した。彼らと信頼関係を築いた結果、究極の苦痛の緩和として、死の手伝いと導きを私に求めてくるのだ。

緩和ケアの対象には、肉体の苦痛だけではなく、精神、心の苦痛もある。また、より根源的な苦痛として、スピリチュアルペイン（または実存的苦痛）と呼ばれるものについても研究がなされている。[1]

「家族に迷惑をかけてまで生きていたくない」「どうせ死ぬなら、早く楽にしてくれ」「動けない身体で生きていても仕方がない、死なせてくれ」といった患者の声を、私は聞いてきた。とくに、肉体の苦痛が緩和されたしばらくあとや、肉体の衰えにより転倒、失禁をしたあとには、極端に生きていく気力を失ってしまうのか、「死にたい」と告白される。

患者から「死なせてほしい」と言われるたびに、私はおおいに悩んだが、「日本では安楽死は認められていません」「私にはあなたを死なせるような治療はできません」と、なんとも気の利かない答えしか返せなかった。かといって絶句して無言でいると、患者は、この医者に自分の気持ちを打ち明けても仕方がないと、ほかの言葉も徐々に飲み込むようになってしまう。

「そうか、死にたいほどつらいのか」と対話のお手本のように共感を示しても心を慰めることもできず、「どうして死にたいほどつらいのか」とその理由を深めていってもなんの問題の解決にもならない。私はどうしたらよいのかわからなくなってしまった。

「鎮静」という治療

このような「死にたいほどつらい」精神的な苦痛に、「鎮静※（終末期鎮静）」という治療が実行されることもある。耐えがたい苦痛、薬物やあらゆるケアを駆使しても緩和できない苦痛に対して、緩和ケアの現場では時に「鎮静」が行われている。

具体的には、ドルミカムという薬を、自発呼吸は残る程度の状態になるよう調節して投与し、患者の意識を落とし、最期の時まで投与を続ける。どのような療養場所であっても、末期がん患者の二〇〜三〇％に鎮静が必要となる。その期間は一週間以内であることがほとんどだ。対象となる苦痛は、強い呼吸困難、痛みといった肉体的な苦痛もあるが、多くはせん妄と呼ばれる、意思の疎通が不可能な、意識の混濁した状態だ。[2]

日本でも、末期がん患者の「死なせてほしい」という精神的な苦痛に対して、鎮静が行われている現状があると報告されている。[3]「死なせてほしい」患者を薬物で死なせることはできないなら、すでに残った時間が一〜二週間未満の状況であれば、鎮静を行ってもよいのではないかと考える医師もいる。一方で、このような方法を「緩徐な安楽死（slow euthanasia）」と批判する人たちもいる。[4] 鎮静はその手順が国内外でガイドラインとしてまとめられており、十分な緩和ケアを尽くしているかどうか多職種チームを交えた複数人で判定すること、患者・家族の意向を重視することが定められている。[5]

私自身は、「死なせてほしい」患者に対して、その苦痛緩和のために鎮静を治療として実行していいのか、躊躇している。「死にたい」と望む患者の意識を薬で下げることの意図は苦痛の緩和であると、医師として自覚してはいる。しかし同時に、その結果患者の死期が早まることもやはり意図している、と気がついているからだ。

私が心のなかにその意図を封じ込めてしまえば、誰も気がつかないかもしれない。患者の苦痛の緩和を高らかに宣言すれば、周囲の医療者、家族の罪悪感を軽減するかもしれない。そう考えながらも、「死にたい」と望む患者に対してこのような治療の力で向き合う重圧に、私は医師として耐えられなくなってしまった。

一つの「顔」と向き合わない

そこで私は、「死なせてほしい」と望む患者と「向き合う」のをやめ、見守ることにした。「患者に対して、いつも自分が結果を出さなくては」というプレッシャーから解放されなければ、この仕事は続けられないことを悟ったからだ。

「向き合う」のをやめるために、まず患者とかかわるすべての人たち、医療者、家族に、患者と接している時どのようなことを話しているのか、そしてそれぞれが何を感じているのかを尋ねて回るようにした。患者が、自分以外の人たちにも「死なせてほしい」と話しているのかを確かめるようにしたのだ。

Rさんは孫に対して、「死なせてくれるように先生に頼んでくれ」という話は一切せず、以前と同じように接していた。妻には、今まで家庭のなかではきっとこんなふうに会話をしていたんだろうなという、無造作なやりとりを相変わらずしていた。信頼できる看護師には、「一度家に帰りたいなあ」と話していることもわかった。私が見た「死なせてほしい」というRさんは、Rさんの一部にすぎないのだ。Rさんには私が見ている顔だけではなく、同時にいろんな顔がある。相手との関係性のなかで顔は変わる。

「一人の人間は、『分けられない individual』存在ではなく、複数に『分けられる dividual』存在である」「たった一つの『本当の自分』、首尾一貫した、『ブレない』本来の自己などというものは存在しない」と小説家の平野啓一郎は述べている。[6] 自分のなかに多くの「分人」が同居し、相手により使い分けられるという、とても示唆に富んだ人間観だ。

自分はRさんの分人の一人から「死なせてほしい」と頼まれているのであって、Rさんの分人のすべてが死に同意しているわけではない、と私は考えるようになった。私は医師として、患者のあらゆる顔、分人を探し出すことで、「死なせてほしい」と望む分人だけに向き合うのをやめた。

健康で力のある私たち医療者は、時に大きな力で患者の苦悩を解決しようとしてしまう。また、医療者は他人の人生、運命に不当な干渉をしてしまう傾向もある。

しかし、本来患者の苦悩は、彼ら自身の大事な人生の課題だ。彼らの課題を奪うことなく、じっくりと苦悩することができる環境をさりげなく整えることが、医療者の役割なのだ。患者がしっかり課題に取り組むことができるように肉体の痛みをとり、清潔な環境と身なりを整え、そして静かな時間を用意する。決して、医療者自身が何か妙案で彼らの苦悩を解決しようとしてはいけない。

患者の苦悩を毎日見守り続けるには、彼らの苦悩が彼ら自身のものになるように援助することが必要なのだと、最近私は考えている。[7]

※ここで「鎮静」とは、「持続的な深い鎮静」（continuous deep sedation）のことを指す。「持続的」とは鎮静を開始してから亡くなるまで持続すること、「深い」とは会話ができないほど意識を深く落とすことを意味する。

みずから鎮静を望む

「最期は苦しみますか？」

かつてホスピスで働いていた時も、在宅医療に従事するようになってからも、患者やその家族から繰り返し尋ねられることがある。それは、「最期は苦しみますか？」という問いだ。

とくにがんの患者からよく訊かれる。私が診察する患者の多くは、死ぬ間際に苦しむのかということがとても気がかりなのだ。

そんな時、私はいつもこう答えている。

「ほとんどの人は苦しみません。もしあなたが苦しんだ時は、必ず何か治療を（方法を）探します」

この言葉は気休めではない。そこには自分なりの経験、そして医学のエビデンス（研究からわかった事実）が含まれている。

以前、ある緩和ケアの先達の講演で、「人は苦痛なく死ぬ力をもっている」という言葉を聞いた。たしかにほとんどの患者は、苦しまずに亡くなっていく。しかし、「亡くなる直前、すべての人に苦しみはない」というのは間違いだ。残念ながら、あらゆる緩和ケアの技術を総動員しても、すべての苦痛が緩和されるわけではない。しかし、適切な緩和ケアが実践されれば、およそ七〇％の患者は苦しまずに最期の時を迎えることができる。

この七〇％という数字は、どういう根拠から導かれたか。一九八〇年から二〇一〇年までの研究の集計から、「終末期の苦痛を緩和するための鎮静」が施されたがん患者の割合が三四・四％（一四・六～六六・七％）であることが、二〇一二年に報告されているのである。

「鎮静」とは何か

この「終末期の苦痛を緩和するための鎮静」（以下、鎮静）という治療について、読者のみなさんはどのくらいご存知だろうか。先ほども少し触れたが、もう少しくわしく説明しよう。

「鎮静」とは、がんの患者が亡くなる前おおよそ一週間以内に、あらゆる緩和ケア、治療をしても苦痛が緩和されない時、鎮静薬（睡眠薬）を使って眠ることで、苦痛がない状態にする方法である。鎮静薬は、亡くなるまで使い続けることがほとんどだ。亡くなる前に治療できない苦痛がある時、薬で眠ったまま死を迎えるようにする治療と考えてもよい。

鎮静薬というのは、メスを使った手術の時に用いられる麻酔薬とは違う。それはたとえば、救命のために人工呼吸をする時や、胃カメラ（内視鏡）や大腸カメラの検査をする時に使われている薬である。「眠っている間に胃カメラの検査を受けたので苦しくなかった」という話を耳にした、もしくは自分で体験したことがある方もいるのではないだろうか。そのような時に使われるのと同じ薬を使って、最期の苦しみに対して最終手段として行われているのが「鎮静」である。

よく患者から、「最期に苦しんだらモルヒネを注射して楽にしてください」と頼まれることがある。しかし、モルヒネは痛み止めに使うもので、鎮静に使う薬はそれとは違う。モルヒネは痛み以外の苦痛にはそれほど効かないので、最期の苦しみをとるには不向きなのだ。

一番最近（二〇一六年）の国内の研究によれば、ホスピス、一般病院、そして現在私がいる在宅医療の現場でも、がん患者の約一五％がこの鎮静を受けているという。緩和ケアの進歩により、鎮静を受ける患者の数は徐々に減ってはいるが、それでもやはり苦しみながら最期の時を過ごしている患者は現実に存在するのである。

私が所属している日本緩和医療学会（緩和ケアの専門家が集まる学会）では、この鎮静に関するガイドラインを二〇〇四年の段階で作成し、広く公開している（二〇一〇年に改訂）。公開から一三年が経った現在でも、鎮静は多くの病院で日常的に行われているにもかかわらず、多くの一般の人たちにはその事実は知られていないようだ。さらに、私のようにホスピスで働き、緩和ケアの教育を受けた医師以外は、鎮静の正しい手順が身についているとはいえないように感じる。

忘れられない患者

ここで読者の方々に鎮静とはどういうものかをわかっていただくために、私が実際に鎮静の治療を行った患者で、最期まで自宅で過ごしたQさんのことについて書く。私にとって決して忘れることができない時間をともにした患者だ。

Qさんは、私よりも年下の、四〇代前半の男性だった。背骨と肺にがんが広がり、初めて外来で診察した時には、息切れ、そして腰と右足の痛みがかなり強く、歩くこともままならなくなっていた。まず医療用麻薬を調整し、その二日後に自宅で診察することにした。たびたび外来に通院するのはもう無理だと思ったからだ。

最初の診察の時も、痛みをしのぐために立ったり座ったりしていた。それでも三〇分近く診察し、それまでの闘病のこと、今の症状の苦しさのこと、これからどう過ごしていきたいかといったことを話し合うことができた。Qさんは、「今日はじっくりと話をすることができて本当によかった」と言い、診察室をあとにした。

二日後自宅にうかがうと、初診での治療はあまりうまくいっておらず、痛みがさらに強くなっていた。Qさんはベッドから動けなくなっており、「いつまでこんな痛みに耐えていかなくてはならないのでしょうか」と話した。

傍らのベッドには、病気療養中だったQさんのお母さんが横になっていた。お母さんは病弱な体をおしてQさんの看病にあたっていた。

経験的にも、Qさんの痛みをとることは難しそうだと考えた私は、緩和ケア専門の病院へ入院してはどうかと提案した。しかし彼は、「私は先生に診てもらいたい。こうして家で治療を受けたい。もう長くないのもわかっています。最期の日々はここで（自宅で）過ごしたいのです」と、はっきりと答えた。

それからは、ほぼ毎日のようにQさんの自宅に往診した。麻薬の痛み止め（飲み薬）を調整し、また息苦しさへの対処として、自宅に酸素濃縮器を設置して酸素吸入ができるようにした。それでも日々病状は悪化していった。お母さんだけでは手が足りないため、別に暮らしていたQさんの妹さんも看病に加わった。もしも入院したら受けられるであろう治療と同等、もしくはそれ以上のできる限り質の高い治療ができるよう、私も必要な薬や道具を持って何度も往診した。

ある日のこと、Qさんは私にはっきりこう言った。

「先生、これだけ苦しいともう耐えられません。最期は『鎮静』で、眠ったまま死にたいと思います」

Qさんはさらに、「先生のことはネットで読みました。緩和ケアが専門であること、どんな苦しみにもきちんと対処してくれること、そして『鎮静』をしていることも知っています」と話した。亡くなる七日前のことだった。

鎮静を始めてから亡くなるまで

患者本人から、緩和ケアの現場で行われている「鎮静」を頼まれることは、ほとんどといってよいほどないことだ。先述のように、「がんの終末期、あらゆる手段を講じても苦痛がとりきれない時に鎮静が行われている」事実は、一般の人たちにはあまり知られていない。またQさんのように、手元のスマートフォンやパソコンでインターネットを検索し、自分に必要な情報を得る患者は、それほど多くはない。私は自分の著書やブログ上で鎮静について繰り返し書き、自分の意見を公表してきたが、自分が書いた内容について直接患者から話をされたのはこの時が初めてだった。

私はQさんの言葉にとても戸惑った。Qさんは痛みに耐えながらも丁寧な口調で、「自分はこういう治療を受けて、こう死んでいきたい」と話した。その言葉を受け止めきれるか、受け止めきってよいのか、私は自問自答した。Qさんは治療を選択すると同時に「死に方」を選択し、私に実行を求めていた。

私は普段は一人で診察しているのだが、Qさんと二人きりで結論を出してしまっては危険だと思い、緩和ケアの経験が豊かな訪問看護師に相談し、翌日一緒にQさんの自宅を訪れた。そして、ベッドに横になるQさんと、お母さんと妹さん、私と看護師の五人で、もう一度鎮静に関して話し合いの場をもった。

もう生きていられる時間はわずかであること、治療をしても痛みと息苦しさがとりきれないことを私は話した。その場でもQさんは、「最後は鎮静して死にたい。苦しんだままで死にたくない。前から苦しみがとれなければそうしようと思っていた」と話し、家族に向かって、「みんなも賛成してくれ」と言った。

お母さんは、「この子の言うとおりにしてあげてください。先生、お願いします」と話された。妹さんは迷っている様子だったが、「こんなに苦しんだまま、この先過ごすのはあんまりです。なんとか苦しまないようにしてください」と言われた。

私は、「では、今から眠れるようにしましょうか」とQさんに訊いた。するとQさんは、「今日の夕方までにみんなと最後のお別れをしようと思います」と答えた。

その夜もう一度、私はQさんの家を訪れ、そして、「今から鎮静薬を使います」と話した。Qさんは、お母さん、妹さんと最後の別れの言葉を交わした。「今まで、ありがとう。

先に逝くことを許してほしい」と言った。そして私にも、「最後に先生に診てもらってよかった。先生もおからだを大切にしてください」と別れの挨拶をしてくれた。

Qさんは、「眠ったらどのくらいで死にますか?」と尋ねた。私は、「経験的に、このように最期の苦しみを鎮静で治療した時は、数日で亡くなることがほとんどです」と答えた。

その後、一晩かけてゆっくりと、眠れるように鎮静薬を調節した。なかなか眠れなかったため、最初の夜はまだ苦しかったと思われるが、徐々に眠れるよう、鎮静薬で呼吸が止まってしまうことがないよう、細心の注意を払って治療を続けた。いくら余命が短いとはいえ、鎮静薬を使いはじめて数時間から半日程度の短い時間で亡くなってしまっては、残される家族の後悔は大きくなる。鎮静では、患者の苦痛がなくなることが一番大切だが、患者が亡くなってからもずっと生きていく家族に後悔を残さないことも、とても大切なことだ。「自分たちも一緒に実行を決めた鎮静によって死に加担してしまった」「あの時鎮静に同意しなければ、もっと生きていられたのではないか」と思い続けている家族(遺族)もいることを私は知っている。

翌朝診察に行くと、Qさんは眠っていたが、声をかけ揺り動かすと目を覚まし、話すこともできる状態だった。家族によると、夜間に目を覚まして「まだ俺は死んでないのか」と言い、水を飲み、しばらく話をしていたそうだ。それでもしばらくするとまた眠りに入り、その表情には苦痛はうかがえなかった。鎮静を始めてからは、私も看護師も薬剤師も頻繁に家を訪問し、日に二回以上は誰かが様子を見に行くようにした。

　そして、別れの挨拶をし、鎮静を始めてから三日後にQさんは息を引きとった。ちょうど、薬剤師が必要な薬を家族に渡すために訪問している時だった。

　息を引きとったという連絡を薬剤師から受け、私もすぐに駆けつけた。同じく駆けつけた訪問看護師の手引きで、お母さんと妹さんに協力してもらいながら、亡くなってからの最後のケアをした。身体を拭き清め、在りし日の姿に近づけるケアである（エンゼルケアと呼ばれている）。ご家族が希望した、Qさんが仕事をしていた時のスーツを着せて、私は最後にネクタイを締めた。


　鎮静をすることによって、Qさんがそれまでの強い痛みから解放されて過ごせたことに私は安堵しながらも、彼がどうしてこのような強い痛みを味わわなくてはならなかったのかと、いつものように答えのない問いが浮かんだ。自分がかかわるすべての患者が、鎮静しなくては治まらないほどの苦しみに襲われないためにはどうしたらよいのか、自分自身が提供している治療をさらによりよいものにするにはどうすればよいのか。私は考え続けている。

鎮静をする医師に求められること

私は緩和ケア医として、自分自身の治療技術の限界によって、患者の苦痛が残ってしまっているのではないかと自己嫌悪を感じることもある。一方で、一五年以上緩和ケアを専門としてきているのだから、自分の限界は「現時点での」緩和ケアの限界と考えてよいのではないかともどこかで思っている。

自分は医師として、今までもこれからも不完全で未熟なままかもしれない。それでも、技術を高める努力を続けながら、不完全で未熟な自分のありのままで、目の前で苦しむ患者から逃げ出さず、向き合い続けなくてはならない。そう覚悟して、いつも患者と向き合っている。

医師は、自分の技術の限界を感じた時、より技術のある医師、設備の整った病院に、患者を送る判断をするのが当然である。私はQさんにも、「病院に入院しますか?」と何度も尋ねた。「はい、入院します」ともし言ってくれたら、私自身の心の負担もなくなっていただろう。自分の視界から苦しむ患者がいなくなることで、その患者と向き合うことをやめることができる。医師としての無力感から解放される、そして、自分が鎮静という責任ある治療に手を染めなくてもよくなる――。そんな考え方もあるかもしれない。

結局、Qさんは「入院しない」とはっきりと答え、そのまま自分の家で私の治療を受け続け、鎮静の治療を受けることになった。最期まで自宅で過ごすことを選ぶと同時に、私を人生最後の医師として選んだのだ。もう逃げることはできない。意識を保ったままで苦痛が緩和されるよう考え、実行しながらも、どこかで限界を判断しなくてはならない。この判断こそが、医師としての職業的な使命であり、人の生死にかかわる医師の大きな社会的責任と考えている。

不完全な自分の心を支えるもの

こんな不完全で未熟な自分の心を支えているのは、看護師、薬剤師、そして医院のスタッフが、私と患者との間にどんなことが起こっているのか、常時知っていてくれることである。彼ら彼女らは、いろいろな手助けをしてくれている。

しかし、私が苦しみの現場に留まり続けることができるのは、やはり何よりも患者たちの言葉があるからだ。「先生がずっと死ぬまで治療してくれ、先生がいい、先生でよかった」と、私への信頼を言葉にしてくださるからだ。Qさんご家族が、「先生が一番よいと思う方法で、苦しみから救ってやってください。先生を信頼しています」と真っすぐに目を見て話してくださったからなのだ。この信頼があるからこそ、私は治療を続けることができるし、自分の限界を自覚しつつも、最善を尽くせる。

鎮静を経て亡くなったQさんだが、残された家族はこれから先もその家で生き続けなくてはならない。私にできることは、家族と関係をもち続けることだ。患者が亡くなってからも家族と会い、線香をたむけ手を合わせてから、鎮静という治療のことも含めて、どんなことを考えているのか語り合う。この語りを通じて、私と家族は患者のことを懐かしみ、かつての時間を慈しみ、そして慰め合っている。

語り合いの時間には、決して苦しみ抜いた悲しい出来事ばかりを思い出すのではない。ついクスっと笑ってしまうような思い出もある。鎮静をめぐる苦しみの時間のなかでも、ユーモアに満ちた瞬間もたくさんあり、残された私たちの心を癒やしていく。患者の死という大きな喪失と同時に、私と家族との間には心がつながる創造がある。

苦痛を緩和する最後の手段として、一部の患者には鎮静はたしかに必要だ。しかし、同時に私は、自分のかかわるすべての人が、鎮静をしなくてもよいように、苦痛なく過ごしてほしいと心から願っている。今よりも医療や看護、ケアが進歩して、鎮静が必要なくなる日を待っている。

鎮静をする医師に何が必要か

さて、鎮静を実際に行う医師が習得すべき重要な事柄について述べたい。

鎮静のガイドラインは存在しているが、これを読んだだけでは、よりよい方法で鎮静を実行することはできない。終末期の苦痛を判断し、患者とその家族にきちんと説明し、安全な方法で鎮静薬を投与できるようになるには、医師にも教育と経験、そして治療に対する責任が必須である。

私はいろいろな病院で勤務し、また見学した経験から、鎮静についてよく考えなくてはならない、いくつかの点があると感じている。

まず、終末期の苦痛の判断である。在宅医療を行うある医師は、「人は生まれてくる時には苦しい思いをするものだ。だから、亡くなる時も苦しいのが普通なのだ」という考えのもと、私からみれば相当苦しそうにしている患者をそのまま静観していた。患者の意識は亡くなる前はぼんやりしてくるので、常時苦しそうにしているわけではないのだが、苦しそうに起きている時と、どうにか眠れている時とが短い間隔で繰り返される毎日に、家族もかなり疲弊し、苦痛を感じているようにみえた。私は相当苦しいのだろうと思ったのだが、患者の治療を担当している医師はそれほど苦しんでいないと考えたようだった。患者の苦しみの度合いを医師がどう考えるかにより、鎮静するかしないかの判断には違いが生じる。

次に、医師の信念である。「鎮静薬で意識がなくなりそのまま亡くなる『鎮静』は、安楽死と何ら変わらない。直接命を奪っているわけではないにしろ、対話ができなくなるということは社会的な死である。人道的に許しがたい」と主張する医師がいた。私からみれば、苦しみの真っただ中にいる患者は周りの家族との対話どころではなく、朦朧とした意識のなかでまとまりのない独り言のような言葉をつぶやきながら、ただ「苦しい」「苦しい」と言い続けるのである。このような患者の苦痛をそのままに放置することのほうが人道的に許しがたい、私はそう感じる。

さらに、医師の技術の問題がある。鎮静に用いる薬は、健康な人たちに苦痛をともなう検査をする時に使う薬と同じとはいえ、相当慎重に投与する必要がある。効きすぎれば呼吸が止まってしまうこともあるからだ。衰弱したがん患者にとってどのくらいの量が適切なのか、ガイドラインや書物、論文に書かれてはいるが、経験が十分でない医師は、「苦痛が緩和される」利点よりも「呼吸が止まる」危険を重くとらえ、鎮静の治療を始めることを躊躇してしまう。鎮静薬の使い方については、十分な経験をもつ医師がそばについてきちんと教育する必要がある。本を読んだり知識を聞きかじっただけで即実践、といったやり方には問題がある。

もう一つ大切なことは、患者と治療に対する医師の責任である。現在私は、総合病院で週に一日だけ非常勤医師として働いている。私自身には緩和ケアの経験と知識があるが、週に一度だけしか私が診察しない患者がどれだけ苦しんでいたとしても、その苦しみから救うために、その場で鎮静を始めることはできない。鎮静を行うには、患者が間もなく亡くなるであろうという見通しを立て、ほかに苦痛を緩和する方法がないかをその患者にかかわる医療者たちと話し合い、患者とその家族に現状を説明し、そのうえで医師として、患者の苦痛を緩和するには鎮静しかないということを伝えなくてはならない。そして、患者が判断できれば患者本人、そしてその家族に、鎮静を始めるかどうかの決定を促さなくてはならない。週一回しか患者を診察しない医師に、鎮静の開始にかかわる責任をとれるわけはない。経験と知識だけではなく、患者の治療に対する責任がなくては、鎮静は実行できないのである。

一般の人と専門家の認識のずれ

「鎮静」と「安楽死」「医師による自殺幇助」の区別について、二〇〇三年に日本で調査が行われた。その結果、がん治療と緩和ケアにかかわる医師はそれらを明確に区別できると考えている一方、一般の人たちは、ほとんど同じものだと考えていることがわかった。私のような緩和ケアの専門家と一般の人たちの間には、鎮静に関してまだまだ大きな考え方の開きがある。

私は、ホスピスをはじめ多くの病院で今も行われている鎮静について、医療を受ける患者、医療を提供する側、そして一般市民がもっと知るべきだと考えている。それぞれがこの問題を考え、議論してほしいと思う。

メディアでは、二〇一六年一月にNHKの番組「クローズアップ現代」で終末期鎮静が取り上げられ、私の実践も紹介された。放映後、鎮静という方法があることを知り安心したという声、このような治療は知らなかったという声、鎮静は非人道的だという声、安楽死と同じだという声、いろいろな意見をいただいた。

患者さんから「最期は苦しみますか？」と訊かれた時、「ほとんどの人は苦しみません。もしあなたが苦しんだ時は、必ず何か治療を（方法を）探します」と、これからも私は話すだろう。その患者に最適な治療を見つけられるのは、医師である自分しかいないのだ。

そして、自分の医療技術の研鑽はこれからも続くが、現実にがん患者の苦しみがとれない時は、鎮静の実践が必要不可欠と考えている。

さてあなたは、「終末期の苦痛を緩和するための鎮静」についてどう考えますか？

家族にとっての鎮静

以前出会ったある人は、過去に家族が鎮静の治療を受けて亡くなった経験をされていた。その選択をしたことについて、あれでよかったのかと今でもずっと考えている、と話された。

私自身がどのようにこの治療を考え、どのように家族に説明しているのかについて書いてみたい。

家族の死を決断する困難

あらゆる苦痛緩和の方法をもってしても、苦痛が緩和されないがん患者はたしかにいる。

治療困難な苦痛に対して鎮静という方法が許容されるには、その行為が苦痛緩和を目的としていること、多職種チームであらゆるケア・治療がなされていることを確認し合うこと（相応性）、鎮静のほかに治療の方法がないこと、患者・家族の意思の確認（自立性）、が前提となる。[5]

とくに、医療者が鎮静の益（ベネフィット）と害（リスク）を患者・家族に説明することが求められる。当然、リスクはやや強調されて説明される。患者は意識がなくなればそのまま（意識の回復がないまま）死に至るであろうこと、また鎮静を開始した直後に呼吸や心臓の状態が急速に悪化し、死に至ることもあることが説明される。

鎮静の目的となる症状は、せん妄、呼吸困難の順に多い。[2] とくにせん妄の患者は対話が十分にできないことが多々あるので、鎮静という生命を左右する重要な話し合いに加われないこともよくある。その場合には、家族が鎮静開始を決断しなくてはならない。

しかし、家族は患者の生命を左右するリスクを聞かされた時、簡単に決断できなくなる。なぜなら鎮静の決断は、自分の大事な家族（患者）の生命の終焉、つまり死を決断することと同じことになるからだ。

「鎮静を始めた結果、呼吸が止まることがあります」と医師に説明されれば、鎮静の目的やベネフィットより、その大きなリスクを前に、家族の心は固まってしまう。鎮静を始めることで目の前で苦しむ自分の大事な家族（＝患者）は救われるかもしれない、しかし鎮静により死を近づけてしまう、早く死なせてしまう結果になるのなら同意はできない、そう考えるのも当然だろう。

もちろんリスクを過小評価することはできない。鎮静による副作用は二〇％の患者にみられ、また致死的な状態になった患者も三・九％いると報告されている。[8]

その一方、複数の研究で、鎮静を行った患者も行わなかった患者も、死亡までの日数に変わりはないと結論されている。[5] 適切な方法で鎮静が行われれば、生命の短縮はないだろうと考えられている。

家族に負担を過剰に感じさせることなく、鎮静の目的、ベネフィット、リスクを説明するには、どのような言葉を用いればよいのであろうか。

亡くなるまでの二つの道

せん妄などのために認知機能が低下し、患者が自分自身で治療の選択をすることができない場合、私は家族に向けて鎮静についての説明をするなかで、「普通の亡くなり方に近づけるためです」という言葉を使うことがある。

鎮静の実施期間は一週間以内と考えられるので、十分に経験のある緩和ケア医が鎮静を始める決断をする時には、生命予後も一週間以内である可能性が高い。そこで、亡くなるまでの自然な過程を話したうえで鎮静の目的を説明する。

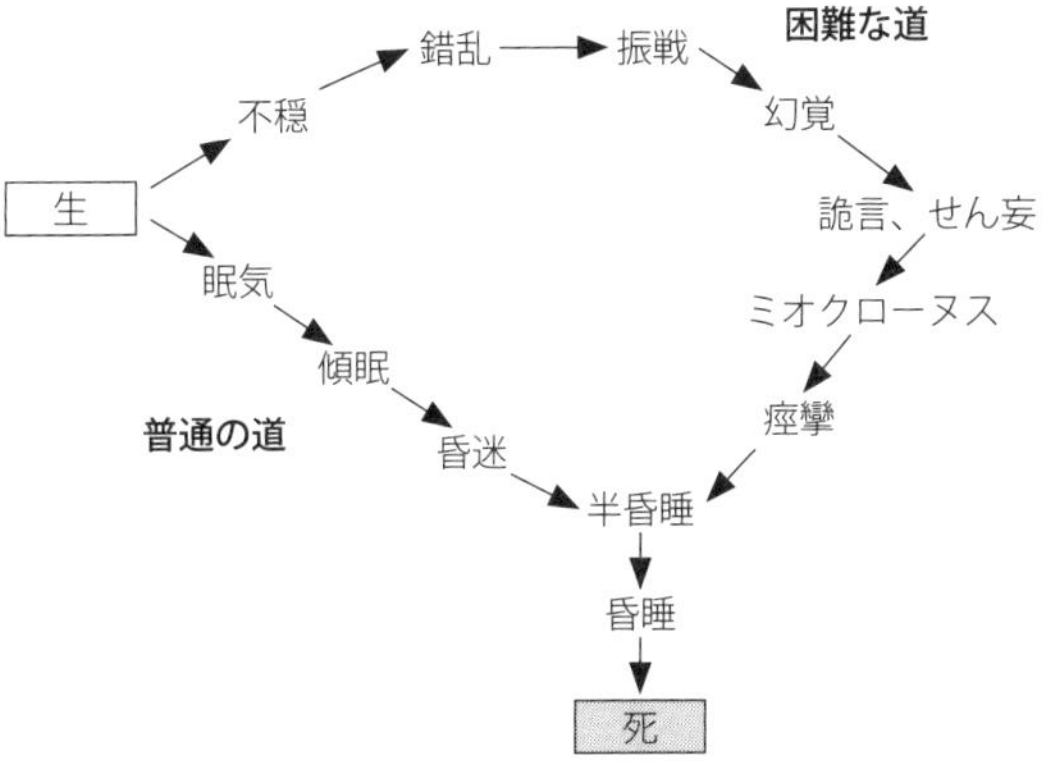

また、亡くなるまでの過程には二つの道があることを話し、そのうえで、患者が死への「困難な道」をたどってしまっていることを家族と確認し合う（図1）。鎮静とは、「困難な道」に入ってしまった患者を「普通の道」に戻すための治療である、と位置づけるのである。

生 → 不穏 → 錯乱 → 振戦 → 幻覚 → 譫言、せん妄 → ミオクローヌス → 痙攣 → 半昏睡（困難な道）
生 → 眠気 → 傾眠 → 昏迷 → 半昏睡（普通の道）
半昏睡 → 昏睡 → 死

図1　亡くなるまでの2つの道（文献9を著者が翻訳）

最初は鎮静を選ばなかった家族

七〇代の女性だった。自宅で療養し、嫁と娘が交互で看病に当たっていた。

寝たきりとなってからは、トイレへの移動が大変になってきた。不眠も重なり、毎晩一時間ごとに目を覚ましてトイレへ行くと言い張る患者を、家族は必死になって介助していた。

来る日も来る日も、昼は穏やかに過ごし、むしろ眠ってばかりいた。しかし、夜になるとどういうわけか何度も目を覚ましてトイレに行こうとする。動かない足を必死になって一歩一歩、家族の介助でトイレへ行く。そして用を足す。納得してベッドに戻り、しばらく時間が経つとまた「トイレへ行く」と家族を起こす。この繰り返しだった。

診察では明らかにせん妄がみられ、抗精神病薬を処方したが、服用後もわずかな時間しか効果がなく、落ち着かない夜が続いた。また、薬を増量しようにもだんだんと薬が飲めなくなってきた。嫁、娘ともに疲労の色が濃くなってきた。

嫁は「たしかに本人は、起き上がるたびに体が痛いと言っています。苦しんでいるのかもしれません」と話し、娘は「あんなふうに何度もトイレへ行く姿を見ていると、切なくなります。それに私たちも夜眠れず、本人だけでなく私たちも苦しんでいます」と話した。そこで私は、「仮に鎮静薬を使えば、穏やかに過ごすことができるでしょう。その反面、身体の状態も悪いので、鎮静薬を使うと間もなく亡くなることもありえます」と説明した。すると家族は口を揃えて、「薬でかえって早く死なせてしまうのであれば、薬を使わずに頑張ります」と答えた。そこでいったん鎮静の開始を保留した。

患者は日を追うごとに衰弱し、やがてトイレへ行こうとしても足が立たなくなった。家族は、「薬で眠らせれば本人も楽になるかもしれないとわかってはいるのですが、その結果亡くなるのを早めてしまってはと、ずっと悩んでいます」と、気持ちの葛藤を話した。

そこで次のように説明した。「お母さんは、すでに亡くなる最後の道を歩んでいらっしゃいます。これはどうしても変えられないことです。人の亡くなり方には二つあって、一つは『苦しみなくだんだん眠っていく普通の亡くなり方』、もう一つは『苦しみながら亡くなっていく困難な亡くなり方』です。お母さんは、困難な亡くなり方、苦しいほうの道を進んでいらっしゃいます。鎮静という治療は、普通の亡くなり方に近づけるための治療の一つです。二〜三割の方は困難な道を進んでしまうので、鎮静が必要なのです」。

家族は鎮静を決断し、治療が開始された。

完全には眠らない鎮静を選択した家族

六〇代の女性。自宅で療養していた。同居の娘は昼間は仕事に出ているため、家では一人になることもあった。息子は一人暮らしで別の町に住んでいた。

病気のすべてを知り、すべての治療を自分で決める女性だった。「私は動けなくなっても家にいたい。その時には子どもたちと家で一緒に暮らそうと思う」と話していた。

ついにベッドで寝たきりの状態となった。がんによる腹痛は医療用麻薬によりほぼ緩和されていたが、一日に何度か痛みが出ることもあった。寝たきりになり、食事もだんだんできなくなった頃、本人から、「もう私は眠りたい。この状態で長くなってもみんなが困る。先生、私のことを薬で眠らせてほしい」と要望があった。

息子と娘は、「まだきちんと話せるのに、なぜ眠りたいなんて言うのか」と困惑し、本人と家族の気持ちはまったく異なっていた。私と看護師は、「たしかに精神的な苦痛はあるが、強い身体の苦痛もないのに、このまま鎮静を開始するのはやはりおかしいだろう」と話し合った。

そこで本人に、「強い苦痛がないのに薬で眠らせてほしいとおっしゃることに、我々（医療者）も家族も戸惑っています」と伝えた。すると、「もうそれほど長く生きられないのに、自由に動けない状態で起きているのがつらいのよ。みんな私の本当の苦しみをわかっていない。早く眠らせてほしい」と繰り返し訴えた。

食事の量、一日の過ごし方、身体の動きをみていると、予後は一週間程度と思われた。うとうとしながら過ごせる時間はあるが、熟睡はできていない状態だった。

私は家族に、「やはり本人の眠らせてほしいという決心は固いようです。余命が一週間あるかどうかという状況だと思います。この時期の方は、眠って過ごす時間が長いのですが、お母さんはその時間も短いため、かえって気持ちが苦しくなっているようです」と話した。そして、「完全に眠らせてしまうのではなく、少しだけ眠気が出るように鎮静薬を使うのはどうでしょうか」と提案した。「意識がなくなることよりも、苦しいと感じることが今よりも少なくなるように薬を使ってみましょう」と続けた。家族は話し合い、その方法で鎮静を開始しようと決めた。

少量の鎮静薬を使い始めた。それから二日間、状況はあまり変わらず、本人は「もっと眠らせてほしい」と話した。徐々に鎮静薬を増やしたが、会話ができるように調整した。本人は完全に眠ることはないが、気持ちの苦しさは以前よりも軽減しているとのことだった。

「薬で完全に眠らせてしまうやり方もありますが、やはりこの治療は、普通の亡くなり方に近づけるための治療です。無理なやり方をすれば、ご家族はつらい気持ちを残すかもしれません。今くらいのやり方でしばらく過ごしませんか」と話すと、本人も少しは納得してくれたようだった。

残される家族の苦悩を軽減するために

医療現場では、実行する治療のベネフィットとリスクの両方を説明する必要がある。終末期医療の現場では、鎮静のベネフィットとして苦痛緩和が説明されると同時に、生命短縮のリスクが説明される。鎮静の開始にあたっては、とくに最近の医療現場ではリスクが強調される。

そうすると、鎮静を決断することに対して、とくに家族は大きな責任を負ってしまう。実際に鎮静を開始し、平均的な日数で患者が亡くなったとしても、家族のなかでは、「あの時鎮静を決断しなければまだ生きていたのではないか、かえって死期を早めたのではないか」という悩みが、答えが出ることなく残り続けることもある。

鎮静という治療の医療的な目的は、治療困難な、耐えがたい苦痛の緩和である。しかし、患者が亡くなる道程のなかで鎮静を考えた時、「普通の亡くなり方に近づけるための治療」として位置づけることが、もしかしたら、生死の境にいる患者に対して治療の目的をより明確に示すことができるかもしれない。また、鎮静を決断し、患者の死後残される家族の心的負担を軽減することができるかもしれない。

鎮静と安楽死は区別できるのか

今から数年前、私がまだホスピスで働いていた時、ある遺族から言われた言葉が今でもずっと心に刺さっている。

「先生、妻に最期のとどめを刺してくださってありがとうございました」

妻を亡くしたその男性は、満面の笑みで私にそう言った。その男性とはホスピスに入院中、一緒にとても悩みながら毎日を過ごしたので、彼の妻が亡くなったあとも、私と彼の間には、なにかしら温かいものが残っていた。決して私を責めるような気持ちはなく、本当に感謝を伝えられたのだと思う。

「自分でトイレに行く」こと

その女性の患者は、末期の肺がんと診断され自宅で過ごしていたが、ある日トイレへ移動する途中で転んでしまった。それまで高齢の夫婦が二人で力を振り絞りながら毎日を過ごしていたが、ついに自宅での生活をあきらめて、かねてより申し込んでいたホスピスに入院する決意をした。

一般には、ホスピスに入院するのは痛みがひどくなった時だと思われているのかもしれない。しかし、外来でも痛みの治療ができるようになった現在、そのようなケースは年々減ってきている。私の一〇年間のホスピスでの経験では、患者、家族が入院を決意するのは、たいていトイレへの移動に失敗した時や、家のなかで転んで怪我をした時だ。

私が働き始めた二〇〇二年頃は、まだ一般の医師にがんの痛みを緩和するための麻薬の使い方の知識が十分になかった。そのため、「痛みの治療が今の病院では受けられないから入院させてほしい」とホスピスにやってくる人も多くいた。しかし、フェンタニルパッチ（麻薬の貼り薬）が日本でも使用可能となった頃から、そのような患者はほとんどいなくなった。緩和ケアの講習、研修会が数多く行われるようになり、「がんの痛みに麻薬を使ってみるか」という医師も増えてきた。

また、一般の人たちが想像するような、「生を充実させるため、安らかな死を迎えるために、ホスピスでの生活を決意しました」といった動機で自分からホスピスにやってくる患者はほとんどいなかった。多くの人は、「トイレに行く」という当たり前のことが急にできなくなるという体験から心に強いショックを受け、入院を決意するのだ。

そのような患者は、いつも同じ言い方をしていた。「これ以上、家族に迷惑をかけられません」。

その女性も同じように、「夫にはこれ以上迷惑をかけられません。自分でトイレにも行けないなんて」と悲しそうな顔をしながら入院された。

その後急速にがんが悪化し、まったく動けない状態となった。ついに部屋のなかにあるトイレにも行けなくなった。それでも、女性は一日のすべての力を使い切ってでもトイレで用を足そうとした。懸命に懸命に、わずか五歩先のトイレまでの道程を自分の力で一歩一歩。時に夫や看護師の手を借りながら、この大仕事を毎日続けていた。

これも私の経験からはっきり言えることだが、過ごす場所がホスピスであっても自宅であっても、男でも女でも、若くても老いていても、人は衰弱してもなおトイレへ行こうと一生懸命力を振り絞る。人間の尊厳の根本はトイレで用を足すことなのだ、私はそう確信している。尿道に管を通して尿を回収するようにしたり、オムツをしたりすれば、トイレに行く必要はなくなる。しかし多くの患者はその処置を嫌がる。「オムツだけはやめて」と何度も言われた。

しかし、トイレへ移動することの介助、排泄の介護は、看病する者の身体と心にとって、もっとも大きな負担となる。ホスピスの役割の多くは、この排泄にかかわる介護の負担を軽減することなのではないか、そんなふうに考えるほどだ。

「苦しさをとるための治療」

入院し週も変わり、女性の状態は徐々に悪化していった。そしてある日、かなり息苦しいとのことで、私は病室に呼ばれた。

女性は真っすぐに横になることもできず、汗びっしょりでベッドに備えつけられたテーブルに突っ伏している。話をするのもやっとだ。酸素マスクを使い、一時的に呼吸が楽になるよう、わずかな量のモルヒネを注射した。しかしまったく効果はない。「楽にして、もうこれ以上無理」と苦しそうだ。女性の背中をさする看護師にそっと目配せし、ご主人を病室の外に呼んで話をした。

「できる限りの処置をしてみますが、うまく苦しさをとってあげられないかもしれません。その時には、また一緒にどうするか考えましょう」

それからいろいろな薬を試してみたが、やはりまったく効果はなかった。女性は汗びっしょりのまま、話す力すらなくなってきた。

再びご主人に病室の外に来てもらい、

「普通に治療しても苦しさがとれないようです。少ない量から睡眠薬（鎮静薬）を注射して、苦しさを感じないようにすることはできます。しかし、容態が悪いのでわずかな時間で亡くなるかもしれません。

これは苦しさをとるための治療です。薬で、亡くなることを手伝うのではありません。慎重に投与します」

私がそう話すと、ご主人は迷うことなく、「今までよく頑張ってきました。先生、もう楽にしてやってくれ」と言った。私は建前の説明に終始し、「いえいえ、亡くなるために薬を使うのではないのです。息苦しさを楽にするためです」と説明した。ご主人は意味がわかりかねるのか、「とにかく、こんなに苦しそうな状態を見続けることはできない。どんな方法でもよいから、楽に過ごせるようにしてやってほしい」と言った。

苦痛緩和を目的とした鎮静、その鎮静を開始する要件と話し合われるべき事柄、そしてリスクの説明をしたうえでの治療だった。睡眠薬であるドルミカムを少量から注射で持続投与した。しかしあまり効いていないな、というのが正直な実感だった。女性は目をつむってはいるが、やはり汗びっしょりで呼吸も速く、そして力がなくなりつつあるのがわかった。息も小さくなってきた。これ以上薬を増やすのは危険だと思い、そのままの状態で見守った。

そして、治療を始めて半日後の翌朝に、ご主人が見守るなか、静かに息を引きとられた。その死に顔は穏やかだった。

安楽死との違いは何か——絶えざる葛藤

幾日かが過ぎた。ホスピスでは、患者が亡くなったあとも、残された家族のケアを大切に考えている。女性が亡くなって一ヵ月が過ぎた頃に、担当していた看護師がご主人にお悔やみのハガキを書いた。そのハガキをきっかけに、ご主人がホスピスへやってきた。

私とご主人は、入院してからのいろんな出来事を語り合った。二人の間に、過ぎ去った時間を愛おしく思う気持ちが共有され、ご主人は涙を流しながらも、どこか満ち足りた気持ちがあることに気がついていた。そして言われた。

「先生、妻に熱心に治療をしてくれて本当にありがとう。最期は苦しまないようにとどめを刺してくださって、本当にありがとうございました」

その表情には感謝こそあれ、私を責めるようなものは少しもなかった。

医師としてどれだけ説明を尽くしても、その専門的な医学の言葉よりも何よりも、「妻を楽に死なせてくれた」という気持ちが、最期のシーンとともにこの男性の心のなかにはしまわれていた。そのことを思うと、鎮静というこの究極の治療が安楽死と確実に区別されることの難しさについて、頭を抱えてしまう。

本来は、安楽死と苦痛緩和のための鎮静は、その目的と方法がまったく異なる。安楽死は死を目的とするが、苦痛緩和のための鎮静は当然、患者の苦痛を最小にするために行われる。

しかし、医師は「患者さんを楽に死なせてあげたい」と露とも思っていないのか、「この治療はあくまで苦痛の緩和を目的としているのであって、死を早めることを目的にはしていない」と断言できるのか。自分の心に問いかけても答えが出ない。

初めて出会う患者ではなく、対話を積み重ね、家族とあとになって語り合えるような思い出を共有した患者であっても、安楽死と苦痛緩和のための鎮静を線引きするためには、相当な経験と、そして相互批判し合える同僚の存在が必要になる。「先生、本当にほかに方法はないの?」と問いかける看護師、「あの薬は試してみたのか」と確認する上司、その存在が不可欠なのだ。

苦しむ患者に相対して、自分も切羽詰まった気持ちになった時、一度病室を離れて冷静になる必要がある。そして、家族と話し合い、自分の心を冷ましながら、本人と家族の意向を探り、心のなかに浮かぶ答えを探していく、という高度な対応が要求されるのが臨床現場である。患者、家族、同僚と、かかわるすべての人と対話を重ねるうち、自分が何をなすべきなのかみえてくる。

あれから数年が経ち、ご主人の言葉を反芻し続けている。そして今、在宅医療の現場で、自分が患者にかかわる場に同僚が居合わせないという状態の危険さを実感している。自分と患者、そして限られた家族という密室のなかで、公正に鎮静を判断できるのだろうか。「苦しいから楽にして」と言う患者、「もう楽にしてやってくれ」と望む家族と結託して、安楽死に近い動機で鎮静をしてはいないかと、自問自答を続けている。

亡くなる前に苦しむ人はいる

今、二つのことを強く感じている。

一つ目は、亡くなる前に苦しむ患者はたしかにいるという事実だ。以前耳にした「自宅で過ごす患者さんは平穏で、鎮静が必要になるような苦痛はほとんどない」という在宅医療のエキスパートの意見は、まったく違っていた。自宅でも病院でもホスピスでもやはり、自分の力では平穏に死を迎えられない患者は少数だが存在する。この実感は、以前ホスピスで働いていた時とまったく変わらない。自宅での鎮静は必要ないと考えているエキスパートはおそらく自称エキスパートで、ホスピスでの医療や緩和ケアの訓練を受けて自分の臨床観を検証するという作業を行っていない可能性が高いと思う。

かなり苦しんでいる患者でも、数時間、長くても二日程度が過ぎれば亡くなる。「死とはこういうものだ」と説明し、何も行動を起こさなければ、それはまた「平穏な死」としてカウントされるのだ。

また在宅の現場では、鎮静を始めるためにはさまざまな道具や薬を準備する必要がある。その手間は、医師の心の負担になるには十分すぎるものだ。病院では用意されていて簡単に使えた道具と薬を、在宅医療ではみずから手配し揃える必要がある。その道具と薬を、医師はスケジュールを調整してできるだけ早く患者のもとに届け、みずからの手で治療を開始しなくてはならない。私はこの手間を惜しまないし、いつも準備をしている。亡くなる間際になり苦しむ患者に、すぐ処置を始める準備だ。

鎮静を実行する重み

二つ目は、看護師や薬剤師、ヘルパーといった医療や介護の同僚、さらに家族には、鎮静薬の投与を実行させてはならないということだ。

ホスピスで働いていた時、医師である自分は治療の指示をするにすぎず、実際に注射器に薬を詰めて針を患者に刺すのは看護師だった。医師の指示で鎮静を始めたとしても、「自分が患者に害をなした」という罪の意識が看護師のなかに芽生えるのは当然のことだ。このあたり、医師は非常に鈍感である。医師は自分の頭のなかや、電子カルテのディスプレイ上で鎮静薬の量を決めている。どこかバーチャルなのだ。

開業し在宅で鎮静の治療にかかわるようになってから、私は自分で道具と薬を運び、患者の家でアンプルを切り、注射器に吸い、針を患者に刺すという行為をかみしめながら、治療を行う自分の責任を本当に強く意識するようになった。注射針一つでも、道具を確保するのは大変なことだ。鎮静薬や麻薬を自分の医院に確保するためには、麻薬免許、麻薬の保管金庫、仕入れ、記録と管理、すべてに手間がかかる。またシリンジポンプは高価なので、使い捨てであってもバッテリータイプであっても、たまにしか使わないような道具を確保することを嫌がる医師もいるかもしれない。

そして、鎮静を始めるたびに医師はみずから実際に患者の家に行かなくてはならない。もちろん自院の看護師に処置を預けることもできるかもしれないが（私の医院には看護師はいないのだが）、私はそうしようとまったく思わなくなった。

このような注射での鎮静の手間を省くために、鎮静作用のある坐薬を多用する医師もいる。処方した坐薬は、家族や看護師が患者の肛門に入れることになる。おそらく医師は滅多に自分の手で坐薬を入れることはないだろう。私は鎮静に坐薬を使うことがいかに危険でありうるかを意識するようになった。注射は針を抜けば、それ以上薬が入ることはない。しかし座薬は、入れたあと「あ！　効きすぎている、大変だ！」と思っても、一切中止ができないのだ。一度肛門のなかに入った坐薬は取り出すこともできず、またすぐに溶けていくので回収できない。亡くなる直前の状況で鎮静は行われるから、鎮静を始めてすぐに患者が亡くなることもあるだろう。それが亡くなる時がきたからなのか、薬が効きすぎたせいなのか、完全に検証することはできない。

坐薬を使って鎮静を実施した看護師や家族の体験はどうだろうか。「あの時、自分のこの手で入れた薬が、患者（家族）の死を招いてしまった」と悔やんでいる看護師や家族がいる。どれだけ「いや、あれは薬のせいではない」「必要な治療だった」「きっと患者は楽になり救われたはずだ」と医師が話しても、自分の手を汚してしまったような嫌な感触は、おそらく時間とともに消えることなく、むしろつらい体験として死別後も長い時間、心に残るのではないだろうか。

動揺を胸に

この鎮静をめぐる問題について、私はずっと深く考えている。

それはあのご主人の言葉を借りれば、「自分の同僚や家族に、最後のとどめを刺させてはいけない」ということだ。患者の死が避けられない時、医師が全力をかけて対応すべきは、患者の苦痛が最小限になること、そして、残される家族が患者の死後悲しみから立ち上がり生きていくことを応援することだ。平穏に亡くなることができない患者を手間を惜しまず救い出し、残される家族にはつらい体験をさせず、そして同僚を守ること。その大切さを私はあのご主人から教えられた。

やはり私はあの時、あの患者にとどめを刺したのかもしれない。しかし、それは誰も検証できず、また誰に責められもしない。それでもこうして、今でも私の心に動揺を残し続けている。

私はこの動揺を静めることなく、これからも終末期医療の現場に立ち続けようと思っている。

鎮静の偽装

「寝たきりの患者さんの倦怠感（だるさ）に対してモルヒネを投与することを、どう思いますか？」

私がかつて働いていた緩和ケア病棟の看護師から、久しぶりにメールがきた。メールをくれた看護師もまた以前いた緩和ケア病棟を離れ、現在は別の地域のホスピスで働いている。

また、別のホスピスで働く知り合いの看護師からもほぼ同時期に、「新しく赴任したドクターは、がんの倦怠感、とくに『身の置きどころのなさ』を訴える患者さんに少量のモルヒネが効くと言って、投与するのです。こういう方法は『あり』なのでしょうか」とメールがきた。

私は、「倦怠感」「モルヒネ」に関係する二つの出来事を思い出した。

モルヒネと医師の無力

一つ目は、嫌な思い出。

医者になって数年経った頃、私はある病院で内科の若手医師として勤務していた。時は一九九九年前後、緩和ケアという名称もほとんど認知されていない頃だった。がんの苦痛にもまだ十分対処できず、使える薬もほとんどなかった。

私の指導医が、ある肺がん患者を担当していた。その患者が、私が病棟で自分の患者を回診している時に突然強い苦しさを訴え始めた。病室に入ると、「しんどい、しんどい、身体がどうにもならないくらいしんどい、助けて」という声が聞こえた。今までとまったく違う身体の感触に患者は苦しんでいた。

まだ医師としての経験が浅かった私は、指導医に連絡し、どのように対処したらよいか指示を仰いだ。「まずとにかくソセゴン（鎮痛薬）を注射しておいてくれ、すぐに行く」と指導医は言った。指示されたとおりソセゴンを注射してもまったく状況は変わらず、患者は冷や汗を顔一杯ににじませて、とてもつらそうな表情を浮かべていた。

そばにいる家族もとても厳しい表情で、なんとかしてくれ、助けてくれと言うが、私はそれ以上どうすることもできずに立ち尽くしていた。ほどなく指導医が病室に現れ、「とにかく、このつらさ、この状況を楽にしよう」と本人と家族に説明し、ステロイドの点滴を始めた。しかし効果はまったく得られず、患者は同じように苦しみ続けた。その声もだんだんと小さくなり、ベッドに座り込んだまま、荒い息づかいが続いた。下を向いたまま、しゃべることもできなくなった。治療に反応しない状況をみた指導医は、「モルヒネの注射をする」と家族に説明した。

そして、モルヒネの注射を点滴で始めた。数時間ごとに状況をみても変化はなく、酸素投与のためにマスクを装着された患者は、意識がある状態で、傍目にも明らかに苦しそうな様子のままだった。指導医はモルヒネを倍に増量した。

ほとんど眠れない夜を過ごした患者は、やはり次の日も苦しそうにしていた。指導医は前日の倍量のモルヒネを投与した。すると、患者の呼吸はゆっくりになり、いくぶん意識は落ちたようだが、その様子はどことなく苦しそうに見えた。呼吸の回数は少なく、不自然な眠り方だった。

しかし、ほかになす術もなく、指導医はさらにモルヒネを増量しながら、患者は最期の数日を過ごした。

鎮静の対象としての倦怠感

二つ目は、苦々しい思い出。昔と比べると、緩和ケアも変わったと感じる研究結果のこと。

私と、私が勤務していた緩和ケア病棟が参加して、二〇〇四年にある調査[8]が行われた。鎮静の安全性や倫理的な対応についての調査である。

この研究から、持続的かつ深い鎮静の対象となる症状として、倦怠感がもっとも多いことがわかった。この結果は、もっと最近の鎮静についての研究からみるととても奇妙なものである。というのは、通常、鎮静の対象となる症状は、せん妄(身体が弱った時に脳の活動も弱り平静を保てなくなること)、呼吸困難、痛みが多いのだ。[2] この点については私たちは、「倦怠感」として臨床医が認識した状況のなかに、せん妄を過小診断した状態が含まれるのではないか、つまり、終末期の不穏(亡くなる前に落ち着きがなくなること)を倦怠感と誤認しているのではないか、と考えた。

オランダで二〇〇八年に行われた研究調査[10]でも、鎮静の対象は倦怠感がトップだった。オランダでは、二〇〇五年に医師会(Royal Dutch Medical Association)が鎮静のガイドラインを整備しており、以降活発に普及、啓発、研究がなされている。[11]

このオランダの研究では、医師の六八％は在宅医療の従事者で、看護師は病院、施設・ホスピス、在宅の順で多かった。この論文では、なぜ倦怠感が鎮静の対象として最も頻度の高い症状であったのかは考察されていない。もしかしたら、ここでもやはり、緩和ケアの系統的なトレーニングや教育を受けていない一般臨床医、看護師が、終末期のせん妄を倦怠感と誤認している可能性はないだろうか。

モルヒネによる浅い鎮静

「寝たきりの患者さんの倦怠感に対してモルヒネを投与することを、どう思いますか？」という看護師からのメールを見て思い出したこの二つの記憶から、臨床現場で以前私が感じていたこと、今から振り返って考えることを整理してみたい。

まず、医師に十分な経験がなく、緩和ケアの十分な教育がなされていなかった一九九〇年代の、耐えがたい苦痛への対処方法について。終末期に限らず、苦痛の強い内視鏡検査などでもまだ日常的に鎮静がなされていなかった頃、苦痛の対処はソセゴンで、いよいよ末期になるとモルヒネで行われていた。本来は、がん患者の主に痛みに対して、モルヒネを調整して飲み薬を投与する。かってはそうではなく、終末期の耐えがたい苦痛、「身の置きどころのなさ」を呈する患者に、モルヒネを持続投与していたこともあったのだ。

現在では一般的になっている鎮静薬であるミダゾラムを病棟で使うことは当時、人工呼吸器を装着していた患者以外では考えられない選択だった。そのため、苦痛の緩和のためにモルヒネを増量していたのである。

現在から振り返ると、ひどい苦痛に対してモルヒネを投与することで、深く持続的な鎮静を行っていたということだ。

このような苦痛緩和を目的としたモルヒネの投与は、日本のガイドライン[5]では鎮静として位置づけられている（鎮静の定義のうち②に該当する。「①苦痛緩和を目的として患者の意識を低下させる薬剤を投与すること、あるいは、②患者の苦痛緩和のために投与した薬剤によって生じた意識の低下を意図的に維持すること」）。モルヒネを鎮静薬として使うことは、オランダのガイドラインでは不適切とされており、その理由として、思わぬ副作用が生じる可能性があること、十分な鎮静効果が得られないことが指摘されている。[11] 実際に私が経験した患者も、モルヒネによる眠りや呼吸の仕方は不自然で、医療者や家族の目から見ても苦痛が軽減したとは感じられなかった。

私は自分の経験から、ハロペリドール（向精神薬）も同様に、苦痛が緩和されるのではなく、患者は苦痛を伝えられなくなるだけで、苦痛を感じ続けているのではないかと考えている。薬の量が増えてくると独特な無表情になるため、顔が苦しそうに見えなくなるのだ。苦痛緩和を目的とした鎮静にはミダゾラムが第一選択であることを再認識している。

かつて一緒に働いていた看護師が今いるホスピスでは、鎮静をモルヒネの投与で行っているのかもしれない。その看護師も現場で同じことを感じていたようだ。なぜミダゾラムを少量で投与しないのだろうか。痛みのない倦怠感に対してモルヒネを投与された時、患者はどういう体験をするのだろうかと考えると、気の毒になる。本来は使うべきではない薬が使われてしまうと、患者はたいてい不快感を味わうものである。

倦怠感の誤認

次に、「寝たきりの患者の倦怠感」「身の置きどころのなさ」について。これは、せん妄による興奮、終末期の混乱を、臨床医が倦怠感と誤認していたのではないか。

ピンとくる話として、一九九〇年代に調査された鎮静についての論文では、二〇〇〇年代の論文と比べて、頻度が高いことがある。一九九〇年代には、五〇%近くの鎮静実施率を報告している国内の調査もある。[12]

私が緩和ケア病棟で勤務し始めたのは二〇〇二年で、その頃はまだ十分にせん妄について理解されていなかった。現在のように、せん妄はがん患者の終末期にはほとんど出現するもので、亡くなる過程の一部であるという認識はなく、痛みと同じように緩和可能な症状であると考えられていた。そのため家族にもせん妄のことを十分に説明できず、むしろ病棟で使っている薬で患者の状態を悪くしているのではないかと考えて、毎日のように使う薬の量、種類を変えることも珍しくなかった。

そして、患者の「しんどい」「つらい」という言葉を倦怠感の表現と考え、ステロイドを大量に投与していたこともあった。今から考えると、ステロイドもせん妄の増悪因子であるため、さらにせん妄を悪化させ、そして鎮静の対象となっていた可能性もある。何人かの同僚も、当時と今の実践を比較した時、やはり同様の印象をもっているようだ。

せん妄の状態を倦怠感の増悪と誤認し、ステロイドを投与した結果、鎮静へと至る、まさにマッチポンプである。すべての症状は何らかの薬で緩和できると考えられていた以前の緩和ケアでは、実際にそのような状況があったのだ。

「倦怠感」にオピオイドは投与すべきでない

入院中のがん患者のせん妄のリスクを高める原因として、ステロイド（デキサメサゾン一五mg以上）、オピオイド（モルヒネ九〇mg以上）、ベンゾジアゼピン系薬剤（ロラゼパム二mg以上）が指摘されている。[13] ステロイドと同様、不要なオピオイド投与はせん妄を誘発させる可能性があることから、倦怠感にモルヒネを投与するということは、今の私にとっては考えられない治療である。

「倦怠感」「身の置きどころのなさ」にモルヒネの投与はありか・なしかについて、私はこの一五年あまりの緩和ケアの進歩を振り返りながら、反省を込めて心から「なし」と答えたい。そして、もしもかつての私のように「倦怠感」「身の置きどころのなさ」にモルヒネの投与を実践している医師がいれば、どうか他施設で緩和ケアの実習、見学をし、自分の臨床を見直してほしいと切に願う。自分が標準的な緩和ケアを提供していると信じている医師は多いが、自分自身の臨床を検証し、ほかの医師から批判的な助言を受ける機会をきちんと設けている医師は、それほど多くないだろうと思う。

振り返って考えると、「倦怠感」「身の置きどころのなさ」へのモルヒネの投与は、鎮静の偽装だったと思う。苦痛の緩和だけではなく、意識の低下をも意図しているからだ。苦痛を緩和したらついでに意識の低下があったわけではなく、はじめからどちらも意図しているのだ。

鎮静を主題に患者・家族と向き合う作業をしなければ、「最後はモルヒネを注射され、楽にはなったが意識をなくされてしまった。あのような最期でよかったのか」という遺族の問いに、医師は答えをなくすだろう。

第2章　ホスピスとケア

特別な一日、そして別れ

1

「七階にだけは絶対に行きません。あそこに行ったら、もうおしまいです」

今までも何度も何度も聞いてきた返事だった。

七階というのは、私が勤務していた病院内のホスピス病棟のことだ。「七階のホスピス病棟でしばらく過ごしませんか」、そう私が尋ねると、まるで以前から答えを考えていたかのように結季さんは即答した。

結季さんは、六〇代後半の大腸がん患者だ。一度も結婚したことがなく独り暮らしで、たくさんの趣味をもちたくさんの友人がいる、たいへん聡明な女性だ。手術を終え、抗がん剤の治療を受けていたが、やはりだんだんと効果がなくなり、その身体には徐々にがんが広がっていることが、最近の検査の結果からわかっていた。

「私はね、無病息災を願って毎年欠かさずこの病院で健康診断を受けてきたの。健康管理のために毎日の食事に気をくばり、運動もして、身体を大事に生きてきたつもりよ。そのおかげで大病もなく今まで生きてきたけど、急にお腹が痛くなって病院に来てみたら、大腸がんだって言われたの」

結季さんの診察をするたび、幾度となくこの話を聞いてきた。健康の維持と病気の予防に注意を払って生きてきたのに、そのかいなく大腸がんになったことに、とても悔しい思いをしているようだった。その気持ちも当然だと感じながら、「がんの予防に一生懸命取り組んでも、やっぱりがんになった」という事実を受け止めきれない結季さんにどう返事をしたらいいのか、言葉が見つからなかった。

「たしかに、結婚もせず子どももいないから気楽なものだけど、他人にも優しく接して、自分なりに社会に貢献して生きてきたつもりなんだけどねえ。私ががんになるなんて。いったい私の何が悪かったというの」

伏し目がちに、独り言のようにつぶやいた。また私は絶句してしまった。

結季さんは最初に会った時、きっと少しでも早く自分を知ってもらいたいと思ったのだろう、自分の今まで生きてきた証を確かめるかのように、仕事のこと、健康管理のこと、そして大腸がんと診断されてから、どんな検査結果が出て、どんな治療を受け、どんなことを感じてきたのかを話してくれた。

時間を徐々に重ねていくなかで、結季さんの考えていることが私なりにわかるようになってきた。最初は昔話や趣味の話を笑顔でしていたが、会話が積み重なるごとに、とても深遠な心の悩みに行き着いていることがわかった。「なぜ病気になったのか」「なぜ病気で死ななくてはならないのか」「自分の生き方のどこが悪くて病気になってしまったのか」という、およそ医学の言葉では対応できないような苦悩に、結季さんは向き合っていた。日を追うごとに、結季さんの顔は暗くなっていった。

当時私は、総合病院で働く緩和ケア専門の医師だった。

最近のホスピス病棟は、平均すると一ヵ月も入院しない場所になっている。ホスピスで働くまで、私は、「ホスピスは、患者自身が自分の生をまっとうしようと、みずから望んで入院するところ」だと思っていた。そういう場所だと、本やテレビでイメージしていた。

しかし、現実はまったく違っていた。

ホスピスの初診外来に紹介されてきた患者や家族は、いつも同じような話をしていた。「ある日急に、医者から『ホスピスに行くか、それとも別の病院に行くか決めてほしい』と言われ、仕方なくホスピスの申し込みに来た」。「ホスピスに転院するまではこの病院で診察します」と言われているならまだいいほうで、「この病院での治療はもう終わったので、早くホスピスに移ってほしい」と言われたという患者や家族にもたびたび出会った。

ホスピスに紹介となったほとんどの場合、家族だけがホスピスの申し込みに来て、それぞれの事情を話した。「今日、ここにも来られないほどの状態なのに、ほかの病院に移れと言われて、途方に暮れている」「がんの治療はもう終わったと言われても、治ってないのに何で治療が終わったのかさっぱりわからない」「『がんの治療はもうしないので病院に入院し続けることはできません』と言われても、どうやって家に連れて帰ったらよいのか」という話も、幾度となく聞いてきた。

ホスピスに紹介されるということは、それまでともに病気と闘ってきた医師や看護師と別れ、別の病院に移るということだ。重症の患者にとっては転院するだけでも大変なのに、また新たな治療関係、人間関係をつくるというのはどれだけ大変なことだろうかと、紹介となった患者、家族にはいつも心から同情した。

結季さんも同じように、手術を受け、抗がん剤の治療を受けたが、それでもがんが再発し、次の治療がない状況となった。

ただ、がんが小さくなる、消滅する治療はなくても、病気を抱えた患者である以上、必要な何らかの治療はあるはずだ。

がん以外の病気について考えてみると、たとえば脳卒中で麻痺のある患者は、もとどおりの身体に戻ることはできなくても、不自由な身体で生きていくためのリハビリや生活の援助が必要になる。また糖尿病の患者も、糖尿病のない身体に戻ることはできないが、病気で身体のあちこちが破壊される前に病勢を抑え込むための長い長い治療が必要となる。

つまり、医師は「治らない病気」を日々扱っている。

しかし、がんとなると、それが「治らないがん」になった途端、治療を打ち切ることがいつの間にかまかり通っている。そのことのおかしさに、患者を受けとる側のホスピスで私はずっと憤っていた。

ならば、自分がもっと早くから患者にかかわることで、それまで治療を受けていた医師から見捨てられたと患者が感じないようなやり方ができるのではないかと考えた。

私は、ホスピス病棟で働く合間に、別の病棟の患者を診察するようになった。がんの治療がうまくいかなくなったところでいきなりホスピス病棟の医師にバトンタッチするのではなく、がんの治療をする医師とホスピス病棟の医師が早い時期から連携し、その役割の比重を徐々に変えていくことで、よりよい治療ができないか。そう考えて模索を始めた。

この方法ならきっとうまくいくと思ったが、実際には結季さんのように、「いくら先生がそう言っても、私はホスピス病棟には行きたくありません」と答える患者も多くいた。やはりホスピスは「死」を連想させるのだ。「ホスピス」と呼ぶのをやめて「緩和ケア病棟」と看板を変えても、それは同じことだ。「あの病棟へ行ったらおしまいだ」「あの病棟から医者が診察に来たら、もう死ぬということだ」と、ホスピスは忌み嫌われていた。


ある日の診察で結季さんは、「これからどうやって生きていったらいいのかしら。もう家にも帰れない、今の身体で」と淋しそうに話した。

私は、四人部屋の病室の結季さんのベッドサイドで、小さな丸椅子に座り話を聞いた。そして改まった表情で、こう話した。

「あなたにとって今一番必要な治療は緩和ケアだと、私は確信しています。家に帰れないのなら、この先ずっとあなたが生きていくことを、私と、私と一緒に働いている看護師で支え続けます。決して途中で治療を投げ出したりはしません」

結季さんはしばらく考え込んでいたが、「先生がそこまでおっしゃるのなら、私は先生の勧めに従ってみようと思います」と、ホスピスに移ることを決断した。

最終的に患者・家族がホスピスに入院する決断をするのは、設備やイメージ、理念を重視してのことではない。決断に導くのは、「自分のことを真剣に考えてくれる」「自分宛てのメッセージを贈ってくれる」医師や看護師、医療者の言葉だけだ。大切にしている患者にホスピスへの入院を勧めることが、医師自身にとって患者との別れを意味するものであっても、医師はただひたすらに患者を思い、「あなたを思えばこそ、これが一番の道だ」と患者の目を見て話してほしいと、私は思っている。

ホスピスで数々の患者や家族の無念を聞き続け、私がもっとも憂いているのは、医師と患者が単なる「病気を治療する側」と「される側」という無機質な関係に留まってしまい、人間同士の信頼関係がなくなっていることだ。医師は、一人ひとりにかかわる時間がなくなっただけではないと私は思っている。患者という「人」に対する関心と愛情を、医師は失ってしまったのだ。もしかしたら医師は、やがて治療のかいなく弱っていく患者を見つめ続ける苦悩から逃れるために、患者に対する関心と愛情を封印しているのかもしれない。

2

結季さんは、ホスピスに入院する決意をした。少し前に私が覚悟のうえで、「あなたにとって今一番必要な治療は緩和ケアだと確信しています」と話してから、考えが変わったようだった。

「先生、ここでは毎日が静かに過ぎていくわ。今までの病室がどれだけ騒々しかったか、よくわかるわ」

病院というところは、本当に身体と心を休めるための場所なのだろうかと思うほど、昼夜をとおして空気が攪拌され続けている。最初はどの患者も、ほかの患者がいる病室にいるとかえって安心だと話し、個室ばかりのホスピスをとても淋しい場所だと敬遠する。しかし、一度ホスピスの静けさを体験すると、すぐに今まで何が足りなかったのか、そして何が必要だったのかをおのずと悟る。

結季さんも、「たった一人で最初は淋しいかと思っていたけど、ほかの患者さんに気兼ねなく友だちにも来てもらえるし、切り絵も習字も集中してできる。それにここの看護師さんは、私が何を考えているか聞いてくれる」と上機嫌だった。私は、新しい環境にすぐに慣れることができた彼女の様子に安堵していた。しかし安堵のなかにも、次の暗雲の影がちらりとみえる気がした。

ホスピスに移ってから三日目の終わりに、結季さんは、「少し退屈してきたわ。一日が長くて」と話し始めていた。元来、明るく社交的な彼女は友人も多く、毎日のように近所の友人や趣味の仲間が部屋に来ていた。ホスピスの看護師ともすぐに打ち解け、一人ひとりの名前も覚えていった。

がんの病魔が結季さんを完全に呑み込むまでには、まだ十分な時間があるようだった。治療はうまくいっていて、身体の苦痛も減り、毎日を爽快に過ごすとまではいかなくても、痛みのために表情が歪むようなことはなかった。

ホスピスに移って最初の数日は、新しい環境への期待と緊張からかえって生き生きとしていた結季さんだった。しかし、すぐに以前のような病気の苦悩と向き合うこととなった。

「ホスピスに来たからって、がんが治るわけではないのよね。看護師さんは『一度家に帰ってみたら』って言うけど、帰って何をするっていうのよ」

病院からバスでほど近い自宅まで行って帰ってくることは、十分できる状態だった。

どの患者も、最初はホスピスに来ることを拒む。しかし、結季さんと同じようにどの患者も、実際にホスピスへ移ってみると、その環境、何よりも時間の流れ方、医師や看護師の接し方の違いに最初は感激し、ホスピスへ来て本当によかったと話す。だが、しだいにホスピスでの生活に慣れてくるとその感激は消え失せ、ホスピスに来る以前から続く厳しい現実に再び向き合うようになる。

ホスピスに患者を送り出す病院や病棟のスタッフは、実際にホスピスへ患者を移すことができた時、自分たちの治療、ケアの目標が達せられたと満足する。しかし、当事者である患者は、最初の緊張と喜びが終われば、結局は何も状況が変わっていない自分と直面するのである。

一般の人も、そして医療者も、ホスピスでは患者も家族も満たされた気持ちで、穏やかに平和に暮らしていると思っている。しかし、現実はまったく違う。たしかに適切な緩和ケアを実行することで、廊下にも響き渡るほどの苦痛の叫びや、夜中の慟哭はなくなる。しかし、それぞれの部屋を順番に回診すると、「自分でトイレに行けないことが、どんなにつらいことか」「残された時間を見つめることが、どんなに過酷か」「残される家族を思う時、どんなに無念か」、患者たちは涙を浮かべながら話す。悲しみで涙に暮れる日もある。

不思議なことに、ホスピスに移ってから状態が落ち着いている場合でも、外出や外泊、そして退院する患者はあまりいない。ホスピスを出る話をすると、「家に帰ると不安だから」「家族に迷惑をかけたくないから」「家に帰っても何もすることはないから」と、せっかくの残された時間を有意義に使おうとはしない。

昨日と同じ今日。今日と同じ明日。明日と同じ明後日。毎日の色が変わることをとても嫌う。その理由として話される言葉は、たまたま口にしただけで、本心ではないのかもしれない。「新しいことを始めたら」という周囲の提案を穏便に断るための、口実のようなものなのだろう。

そう、多くの患者には「新しいことを始めるパワー」がないのだ。一見元気そうにみえても、余剰したパワーはもう残っていない。一方で、残された時間を有意義に使うといいのに、と考える医師や看護師は、健康で、自分のもつパワーを使い切れない。余剰したパワーの使い道に悩む、逆におかしな状態なのだ。

新しいことを始めるパワーのない患者と、新しいことを探し続けているパワーの余った医療者。両者の考えは、当然交わらない。

私はある日、結季さんに話してみた。「まだ時間は残っていると思います。力も十分おありですし、時には病院からどこかへ出かけてみたらどうでしょうか」。

すると、反対にこう訊かれた。

「時間は残っているというのなら、私があとどのくらい生きられるのか、ちゃんと教えてくださいませんか。先生は、もうわかっているのではないのですか」

その目を見ていると、ああ、この方は、「あとどのくらい生きていることができるのか」を訊いているのではない。「あとどのくらい生きていなくてはならないのか」を訊いているのだと直感した。私は返す言葉を失ってしまった。

一般の人も、患者も家族も、医師は科学的な検査とデータ、さらに経験から、たいていの患者の余命がわかると信じている。しかし過去の研究からいえることは、ほとんどの場合、余命を正確に言い当てることはできないということだ。

がん患者に限っていうと、余命が一、二ヵ月未満の場合で、客観的な患者の状態といくつかの簡便な検査を組み合わせて、せいぜい七〇%くらいの的中率である。科学的な検査、大量のレントゲン、CTスキャン、MRIは、「今の病気の様子」は教えてくれるが、「これからの余命を含む未来予測」はできないのだ。また、医師は治療中の患者の余命を楽観的に、つまり長めに予測する傾向にあることもわかっている。

それでも世の多くの医師は、余命は三ヵ月、六ヵ月、一年、と説明している。その根拠は、多くの事例を集計した統計上の数字であり、そこから割り出したかなり大まかな余命を目の前の患者に伝えているのである。少なくとも目の前の患者を診察して考えたものではない。だから、その患者の余命が三ヵ月である根拠を、おそらく医師は示すことができない。

もう一つの根拠は「可用性バイアス」といわれるもので、直近に経験した患者の記憶から話しているにすぎない。いずれにしろ、医師が頭のなかで、データや経験の複雑な計算から正確な余命をはじき出しているわけではない。

「あとどのくらい生きられるか」と患者に聞かれた時、私が絶句してしまうのは、「目の前の患者の余命を本当にわかっていない」からである。何千人ものがん患者を診察してきたのに、だ。正直に「人間の余命を正確に言い当てることは、まだ現実には難しいのです」と答えるのがやっとだ。

こう答えると、患者は目をそらし、自分が余命を訊いたことを後悔したかのように話をやめてしまう。きっと、自分が一大決心をして問いかけたのに、医者が自分をはぐらかしたと思うからだろう。

ホスピスで何度もこの問いに直面した私は、ある時からこう患者に尋ねるようになった。

「あなたはあとどのくらい頑張れますか」。

患者は身体の苦痛に日々直面し、心の苦悩からも逃げられない。私にできることはせいぜい、彼らが自身のたしかな身体の声に耳を傾けるようそっと背中を押すことくらいだ。患者たちは、たいてい自分の直感で、自分の余命をわかっているとつくづく感じている。

きっと彼らはその微かな声を、医師である私と対話することによって、現実の声にしたいだけなのだ。

私は決心して、結季さんに言葉を返した。

「あとどのくらいなら頑張れますか?」

すると結季さんは、少し考えてからこう答えた。

「あと一ヵ月くらいなら頑張れると思う。でも、それ以上はもう無理かな……」

私にはすぐにわかった。やはり結季さんも、身体の声を聞いているのだ。

「なら、一ヵ月だけ頑張ってください。あなたが頑張れるところまで生きてください。私もここのスタッフも、これからもずっとあなたのことを支え続けます」

そう答えて、その日の診察を終えた。

3

初めての診察から二ヵ月が経とうとしていた。毎日のように三〇分近く話し込む診察は、結季さんの人柄もあって、私には一日の楽しみになっていた。毎朝、挨拶と状態の確認のために診察し、一日の終わり、夕方にもう一度じっくりと話をするため病室に足を運んだ。

「今日はどんな一日でしたか？」

「以前ここで作った切り絵を、友人がサークルの集まりに持っていってくれました。自分としても会心の出来でした」

静かな病室で自分の趣味に没頭する結季さんの姿は、主治医としても安心できるものだった。


患者やその家族から、「ホスピスではどんな治療をするのか」とよく尋ねられる。「治療をせずに死を待つところでしょ」と言われる。

私は患者には、「がんの苦しさを最小限にすることで、あなたの力が最大限になるよう治療します。ここは治療の場であると同時に、がんとともに暮らすための場所です」と答えるようにしていた。「死」「不治の病」「何もしないところ」というネガティブなイメージの言葉をできるだけ避けて、「生」「病気と共存」「生活を支える」というポジティブなイメージの言葉を使うように心がけていた。

しかし、生と死はコインの表と裏にすぎない。どちらを見せるかによって、まったく意味が変わってしまう。物事には必ず二面性があり、どちらを強調するかはこちらの裁量次第だ。

「九九％助からない治療」と「一％助かる治療」、「死亡率が四〇％」と「生存率が六〇％」は同じことだ（これをフレーミング効果という）。患者を欺きたくない、しかし真実の残酷さで傷つけることもしたくない。だからこそ、言葉を選びながら、慎重に、毎日の患者との対話に集中していた。

「あいたた……。またお腹の痛みが出てきたわ……」

話している最中、結季さんが最近出てきている痛みに顔を歪ませた。私は、痛みのあるお腹を手でさすった。いつもどおり麻薬の粉薬を服用すると、おおよそ三〇分ほどで痛みは弱まっていった。

「痛みは時々出てくるけど、ちゃんと薬が効くから大丈夫よ」

初めて麻薬を処方したのは、先週のことだ。それまでもたびたび腹痛は出ていたが、結季さんは「これはいつものことなのよ。大丈夫、しばらくすれば自然と消えていくから。先生、少しだけ待って……」と、それ以上の治療を拒んでいた。私が「この痛みは、ちゃんと薬で抑えることができますよ」と話しても、結季さんは、「私、まだ麻薬を使うには早いと思うの。あれは最後に使う薬なんでしょ。今使ってしまっては、将来本当に苦しくなった時に困るじゃないの」と言っていた。

そんな押し問答を繰り返した末、「もしも不具合があればほかに方法を考えますから、一度麻薬を使ってみましょう。できるだけ痛みを抑えて暮らしていくほうが、身体の力も奪われませんから」と説得し、「先生がそこまで言うのなら……」と、渋々麻薬の服用が始まった。

最初の数日に軽い吐き気が出た。「たしかに痛みは軽くなったけど、かえってこんな調子が悪くなる薬はやっぱり嫌だわ」と、結季さんは不服そうな顔をしていた。「しばらくしたら吐き気もなくなるはずですから」と、なかば私からお願いするような形で、どうにか痛みの治療を続けることができた。

多くの患者・家族が、ホスピスに来る理由として、「将来強い痛みがあった時に心配だから」と話す。まだ痛みがないか、深刻ではない時期から、将来の苦痛に備えているのだ。私はいつも、「今までにがんの方を看病したことはありますか？」と、患者や家族に尋ねている。すると半分くらいの人は「あります」と答える。そうした人には、その時の体験を語ってもらうようにしてきた。

「痛みに苦しんでいました」「血を吐いた時はどうしようかと思いました」と苦痛の恐怖

を語る人、「最期は苦しそうでした」と死を目撃した時の恐怖を語る人がいた。「先生はとてもよくしてくれたのですが、治療を説明する時に……というふうに言ったのが嫌でした」とか、「看護師さんはとても親切にしてくれたのですが、いつも忙しそうで、じっくり話すことができませんでした」など、長い時間が経っても、医療者とのやりとりのなかで「嫌な体験」として残っていることを語る人たちもいた。そうしたことをあえて尋ね、何を恐怖に感じたのか、何が嫌だと感じたのかを聞き届けることで、その患者、家族への対応に配慮するようにしてきた。

現実に多くの患者・家族は、がんの痛みに恐怖を感じている。一〇年前に比べると、ずいぶんとがんの痛みへの治療は進歩した。現在では、がんの痛みは、麻薬を使うことでかなり抑えることができる。飲み薬、坐薬、注射だけではなく、小さなフィルムを貼るだけで、長い時間痛みを抑えることができる貼り薬もできた。

しかし、麻薬の取り扱いには知識とコツ、そして経験を必要とする。せっかく使える麻薬があっても、麻薬を扱う医師、看護師、薬剤師が使うのを躊躇すれば、結局患者の痛みは放置されてしまう。また、麻薬には副作用がある。痛みを抑えると同時に、眠気、吐き気、便秘といった副作用をうまく治療することが要求される。

がんの治療で難しいのは、手術、抗がん剤、そして麻薬の投与において、良い作用と悪い作用どちらもが出てしまうことだ。つまり、副作用が必ず現れる。ほかの病気の治療では副作用は許容されないことが多いのに、がんの治療では、悪い作用も引き受けなくてはならない。

麻薬は患者からも家族からも忌避される。死を連想させるからだ。「私の痛みに麻薬を使ってください」と患者や家族から頼まれたことは、今までほとんどない。

麻薬の使用に慣れている私でも、「あなたには必要だから、使いましょう」と最初に話す時、本心では躊躇している。なぜなら、麻薬を使い始める際には、相手との信頼関係が必要になるからだ。ただでさえ患者が嫌い、恐れる麻薬を、受け容れてもらえる素地が必要になる。

私の肩書や業績では患者は納得しない。さらに、麻薬の使用はいつもうまくいくとは限らず、副作用のため使えなくなったり、思ったより痛みがとれないこともままある。うまくいくことが多いなら信頼関係は必要ないかもしれないが、治療がうまくいかない場面に遭遇し、それでもなお医師と患者が最善策を探しながら治療を続けていくには、相当な信頼関係が必要だ。

それでも、以前に比べれば麻薬を使いこなす医師は増え、がんの痛みを放置される患者は少なくなった。

一〇年前には、「この病院では、痛みの治療も麻薬を使うこともできないので、そちらに入院させてほしい」とホスピスに紹介される、比較的状態のよい患者もたくさんいた。しかし、今は街の開業医でも普通に麻薬を処方するようになり、痛みの治療を目的にホスピスに入院する患者はいなくなった。

こんな状況になったのも、各地域で粘り強く麻薬の使用方法を教育し、さまざまな教本を整備してきた、緩和ケアの先達たちのおかげだ。私も数年前までは、製薬会社がスポンサーとなった研修で話をする機会が多々あった。「がんの痛みを制圧する」「麻薬の使用方法を教育する」ために、このような機会を利用した。

今でもがんの痛みは、専門医が治療しても完全に消し去ることはできない。それでも、結季さんのように一日のほとんどは痛みなく過ごすことができ、また痛みが出てきても、頓服の麻薬を使うことで、わずかな時間で痛みを感じないようにすることができるようになった。

がんの痛みを治療する時にはいつも、「ああ、がんはたしかにこの患者さんの身体のなかで生きているんだな。そして、大人しく眠っている時と、元気に目を覚まして活動する時があるんだな」と思ってきた。

がんの痛みをとることはできるのか。たしかに麻薬は、がんの痛みから患者を救ってくれる。がんの痛みは、患者の体力を消耗させ、気力を奪い、生きていく力、生命力を破壊する。がんの痛みは、がんという別の生き物が身体のなかでたしかに生きている証で、何かしら人間の身体にとって深い意味があるのかもしれない。しかし、そのあまりにも圧倒的で不快な痛みのなかに人生における示唆や教訓があるとは、私には到底思えないのだ。

だから、痛みを抱えるがんの患者に、これからも私は心から声をかけ続けるだろう。「あなたの痛みを少しでも軽くしたい」と。

4

「主治医を呼べ！」

受付で大きな声がした。

「何か……不手際でもありましたでしょうか……」。病棟の看護師長が対応した。「だから早く主治医を呼べ！」と、男性は繰り返し怒鳴っていた。

ひとまず男性は面談室に案内され、主治医である私が呼び出された。看護師長が私に耳打ちした。「結季さんのお兄さんが、病状を教えてほしいと言ってきています。ずいぶん激しい口調です。先生、気をつけて」。

今の病院は、トラブルを極度に恐れている。いや、病院に限らず、怒りを露わにした人にうまく対応ができない人が増えた。もちろん私も含めてだ。

面談室で相対した私に、結季さんのお兄さんは、不機嫌そうな顔をしながら言った。

「妹をこんなところに閉じ込めて、どうするつもりだ。おまえら、いったいどういう治療をしているんだ。妹はがんだぞ。こんなところで、ろくな治療もせず、死を待っているだけなのか。どういう病院なんだ。訴えるぞ!」

私はその目に、怒りだけではなく悲しみが宿っていることに気がついた。この方は、話せばきっとわかると直感した。

「まず、病状を説明いたします」と、私は話し始めた。以前の手術の結果、その後再発したこと、抗がん剤を使ったが副作用が強く、まったく効果がなかったこと。そして、私が結季さんに初めて出会ってから、今までにどんな話をしてきたのかを話した。私と結季さんとの間にどういう会話があり、どういうやりとりをしてきたのか。一人で暮らしてきた結季さんは、誰にも迷惑をかけないために最期までここにいると決断したこと、それまでの気持ちの葛藤について話し続けた。

最初は不機嫌だったお兄さんの怒りの気配が徐々に薄れてきた。私にはわかった。妹に対する愛情、大変な時期にそばにいられなかった罪悪感、そして過酷な現実に直面して、動転もしていたのだ。怒り以外に自分の気持ちを表現する方法が彼にはないことも、はっきりとわかった。

医療の現場では、「遠くからの親戚」といわれる出来事がある。患者・家族と医療者が良好な関係にあっても、それまで居合わせなかった親戚がある日突然現れて、「あの治療法、この治療法」と勧め始める。ひどい時には、その人の個人的な経験や、本・インターネットの情報をもとに、別の病院に連れていってしまう。患者や家族が納得してついていくのなら、もちろん私も何も言わずに送り出す。しかし、当惑している状況なら、間に割って入って仲裁せざるをえない。

とくにホスピスは、「何の治療もしないところ」と言われて、「遠くからの親戚」にはめっぽう評判が悪い。微に入り細に入り患者との信頼関係を築き、患者が穏やかな余生を送っていても、「遠くからの親戚」はすべてを破壊してしまう。このような人たちの心の底には、患者に対する慈愛や家族に対する労いよりも、それまで自分がかかわれなかった自責感と、根拠のない全能感が見え隠れする。医師としてできるのは、厳しい現実を伝えて、気持ちに共感し、自責感を軽くすることぐらいだ。

結季さんは「誰にも迷惑をかけず、一人でひっそりと死んでいきたい」と常々話していたが、やはり家族がいればそういうわけにはいかない。

「人に迷惑をかけるな、自分のことは自分でしろ」と幼少の頃から繰り返し言われてきた世代は、「誰にも迷惑をかけずに生きて死んでいく」ことが美徳であると信じて疑わない傾向が強い。しかし、自分の命は自分だけのものではないのだ。家族や周囲の人とのかかわりのなかで、命は自分以外の人たちにも共有されている。だからこそ、結季さんのお兄さんはこんなに苦悩している。そもそも、「誰にも迷惑をかけずに」という考え自体が傲慢なのだ。自分が弱れば、周りの人たちに依存しながら生きていかざるをえない。そんな依存を嫌えば、一人で生きていけなくなった時、みずから命を放棄するほかない。

「家族に迷惑をかけたくない」と、ホスピスに来る患者の多くは話す。しかし、迷惑をかけずに生きて、死んでいくことはできない。私は、そのことをどうにか患者に伝えるよう努力してきた。

結季さんのお兄さんに私は話しかけた。「時々ここに来て、結季さんのそばで過ごしませんか。これからいろんなことがあると思いますが、結季さんの家族として彼女のことを一緒に支えていきませんか、力を貸してくれませんか」。

お兄さんは、下を向き涙ぐみながら、「今まで遠くにいて何もできなかったから……これからは、もっとあいつについてやろうと思います」と答えてくださった。

私は病室へ行き、結季さんに、お兄さんが来たこと、これからはそばにいる時間を増やしたいと話していることを伝えた。結季さんは最初、「兄にも自分の家族がいて、あちらの生活もあるから」と遠ざけようとしたが、「お兄さんの気持ちも引き受けてあげてください」と伝え、部屋をあとにした。

その後、お兄さんと結季さんが一緒にいる時間ができるようになった。最初は、「早く帰ったほうがいい、こんなに何度も来なくてもいい」とお兄さんがたびたび来るのを疎ましそうにしていた結季さんだったが、その声には本当の拒絶はなかった。この頃には友人の面会は断ることも増えていたが、お兄さんの面会は断らなかった。

彼女の場合と同じくほかの患者でも、人生のなかで重要な登場人物は、最期の日が近づくと不思議と必ず現れる。天涯孤独と思われていた人でも、ホスピスにいる間に、ほぼ必ずといっていいほど誰か大切な人が訪れる。そんな誰かの登場に戸惑いながらも、その人とのつながりを拒絶する患者はいなかった。その人の命を心から引き受ける愛情をもつ誰かがいれば、人は穏やかに最期の時を過ごしていける。

結季さんに限らず、どうしてこれほどまでに、患者は「誰かの迷惑になりなくない」と考えるのだろうか。ホスピスで医師や看護師に「迷惑をかける」ほうが、自宅で家族に「迷惑をかける」よりましだと思うのであろうか。「他人に迷惑をかけるな」と幼少の頃から教えられてきた世代にとっては、病気になり、誰かの世話になることは、生きていくうえでつらいことなのだろうか。

そして、「他人に迷惑をかけたくない」という信念をもった患者は、そろって尊厳死を望む。結季さんもそうだった。「先生、もう私が駄目だという時には、管だらけにしないで楽に死なしてちょうだいね」、そんなふうに話していた。尊厳死にもいろいろな考えがあるが、おおむね今の医療のなかでは、がんのような治らない病気がある状態で、もしも呼吸をしなくなったり、心臓の鼓動が止まったりした時には、無理な延命をしないこととされている。具体的には、人工呼吸器や心臓マッサージを始めないという考えだ。

実際にホスピスに入院する前には、本人や家族に人工呼吸器や心臓マッサージを始めないことをあらかじめ確認している。しかし、最近の患者や市民は、「他人に迷惑をかけるくらいなら死んだほうがいい」「他人の役に立たない状態になったら早く死んでしまいたい」「病気で不自由な身体で生きていかなくてはならない状況になれば、早く死なせてほしい」という本音が、尊厳死と直結している。「生きる価値がなくなったら死なせてほしい」と、患者から頼まれることも少なくない。

私は患者と対話するうちに、いつも複雑な気持ちになる。「生きていく意味のある命」とそうでない命とを峻別することを求められるからだ。患者はどんな病気であれ、さまざまな身体の不都合と直面する。そんな不都合がある身体に価値があるのか、意味があるのかを問われても、答えようがないのだ。生老病死という不可避な課題に、ただ粛々と取り組む患者を応援することしかできない。

私の役目は、ホスピスで病死を通じて学ぶ患者たちの「ラストレッスン」の環境を整えることだけだ。人間としてのよい示唆も、気の利いた教訓も教えることはできない。できるのはせいぜい「ラストレッスン」の学舎（まなびや）を整備することぐらいだ。

ホスピスというところは、過酷な現実と患者が向き合う場所だ。決して天国に近い楽園でも、笑顔があふれる希望の病棟でもない。患者との出会いと別れを何千回と繰り返しながら、ずっと小さな希望の灯を探し続けてきた私は、これからもこうして最後の学舎を準備し、彼らの学びの過程を聞き続けるであろう。

5

結季さんは腹痛がたびたびあったが、医療用の麻薬を調節することで、痛みなく過ごせるようになっていた。

「先生が言うように、痛みがきそうな時は、早めに薬を飲むとあまり強い痛みにならないので、怖くなくなりました。ほら、こうしてノートに使った薬や時間を書き留めてあるのよ」

几帳面な字で、薬を飲んだ状況がきちんと書かれていた。そのノートを毎日確認しながら、「どんな使い方をしているか、よくわかります。おかげで治療がうまくできます」と、私も彼女が自分の毎日を一歩一歩確認しながら前に進む姿を受け止めるようにしていた。

それまで、「やっぱり納得がいかないのよ。なんでがんで死んでいかなくてはならないの」という究極の問いを私や看護師に投げかけては、こちらを絶句させてしまうこともあった。そんな結季さんも、医療用の麻薬を使うようになってからは、身体は徐々に弱まりつつあるにもかかわらず、自分の感じている痛みと薬の反応を記録することに自分の集中力を注いでいる様子だった。まるで、記録することが自分にとって残された時間のなかでの一番大事な作業であるかのように。

私も複雑な気持ちだったが、病気の苦しみや死の恐怖に、二四時間あの部屋で向き合っているよりはいいのかもしれないと、結季さんの作業を見守り続けた。彼女は自分の不安定な身体と将来を自分の手でコントロールしたい、病気を制圧したいと思っているようにも見えた。

末期がんの患者は、毎日が衰弱の連続だ。一つの問題に対処できても、次々と新しい問題が発生する。「痛み」の治療が一段落したら「だるさ」の問題が大きくなる。「だるさ」にある程度の対応ができると、次は「夜眠れない」ことの対応が求められる。一番問題になっていることに対処できても、二番目の問題が一番になるだけだ。

「痛み」「だるさ」「眠れない」という症状だけに対応していると、タマネギの皮をめくり続けるように、いつまで経っても患者と医師の間には「これでいい」という達成感は得られない。そして、達成感のない治療を続けた果てには、必ず患者との別れがくる。

末期がん患者の診療は、医師にとって満足感を得ることの難しい、心を消耗させるものだ。私と結季さんのように、痛みの治療とその記録に閉じこもることで、幻の達成感を得られることもあるかもしれない。しかし、そのような達成感はとても一時的なものだ。すぐに現実に追いつかれる。

自分と心がつながり、言葉を交わし時間を共有した患者との出会い、そしてわずかな時間でやってくる別れ、その繰り返し。人からはよく「そんな仕事はつらくないのか、どうして亡くなりゆく患者ばかり診療するのか」と尋ねられる。もちろん私にも、医師になって最初の頃、患者を救うことに没頭した月日があった。しかし医師になって六年が過ぎた頃から、抗いがたい強い力によって終末期医療の分野に魅了されるようになった。死の恐怖におおのきながらもそれまでの生をまっとうし、懸命に生きていこうとする、主にがん患者の側に立とうとしてきた。

最初のうちは、医療用の麻薬でがんの痛みをとり、患者に深く感謝される、そのことに夢中になった。亡くなる患者とその家族に精一杯尽くすことに、医師としての喜びを感じていた。患者が亡くなり、その瞬間遺族となった方々から、「先生に出会えて幸せでした」と言われると、自分が医師である喜びと充実感に満たされた。普通の医師から「治らない」と敬遠された患者に、みずから手をさしのべる正義感もあった。

しかし、結季さんのように心が本当につながった患者との別れは、自分の心にも必ず空虚な喪失感を残してしまう。病室へ回診におもむくと、それぞれの患者のそれぞれの苦悩、それぞれの家族のそれぞれの事情に圧倒される。患者や家族の絶望と追いつけないほど早い病状の変化に、徐々に疲労を感じるようになった。

「このまま、この仕事を続けていけるだろうか」と、家に帰っても仕事の思いを引きずるようになった。「その日、その瞬間、目の前の今」に集中できない自分を自覚するようになった。患者の傍らに行き話を聞くことはそれほど苦しいとは思わなかったが、一緒に働く看護師や上司、また内科や外科など別の病棟の医師や看護師から、患者に関することを尋ねられることがつらくなってきた。

「この患者の痛みをもっととる方法を教えてほしい」「あの患者の家族に病状を説明してほしい」「その患者の治療方針を今後どうするか、主治医の意見がまとまるように助言してほしい」などと周りから話しかけられるのを、避けてしまうようになった。

「何か趣味の時間をもって、気分転換を図ったらどうか」との妻の助言で、趣味のバイオリンを携えて、地元のオーケストラに参加するようになった。しかし、その余暇の合間にもたびたびホスピスから呼び出される。ポケットに携帯電話を入れたままオーケストラの練習に参加し、消音してある携帯が震えるたびに、体中が凍りつくような緊張を感じる状況だった。

自宅でも、家族と眠るベッドの枕元に携帯を置き、呼び出しがあるとすぐに目を覚まし、即座に的確な指示をすることが求められる。徐々に電話の呼び出し音にとても敏感になり、子どもたちが観ているテレビのなかで呼び出し音が鳴るだけでも身体が反応するようになった。私は家中の電話の呼び出し音を消音させた。

「このままでは本当にまずい」

次の日、次の患者に向かっていくにはまた違う心構えが必要だとわかっていたが、自分ではどうしたらよいのかわからなかった。

そんなある日、学会を通じて知り合った別の町のホスピスの医師から、一緒に研究をしないかと誘われた。この研究のやりとりのために、メーリングリストが開設された。研究のことだけではなく、日常の診療や自分の心構えといったいろんな話題を、全国の同僚と顔を合わせなくても討論できる場所ができた。

相談と勉強を日常に取り入れるようになり、自分の力量が向上するとともに、限界も自覚するようになった。自分の限界を超えた現実を目の当たりにした時には、同じホスピスで働く医師や看護師、そして日本中の同僚に相談するようになった。

ホスピスでは、医師と看護師がきちんと時間を決めて集まり、そのカンファレンスの場で患者のことを話し合うようにした。それぞれが思いついた時に、ところ構わず口々に相談するのではなく、きちんと話し合う機会をもつようにした。

結果として、苦手な電話がかかる回数も減った。そして普段自分が感じている、カルテにも書かないようなことまで含めて話し合うようにした。私が患者に接している時に何を感じているのか、何をつらいと感じたのか。自分の役割を明確にし、それ以外の部分や不得手な部分を他人に任せるようにした。

「目の前の患者に真摯に向き合おう。目の前の患者に対して自分の責任を果たそう」。自分の強すぎる責任感に、自分がつぶされそうになっていた。問題を周囲とシェアし、同僚に相談できるようになってから、徐々に自分を取り戻すことができた。

結季さんの診療をしながら常日頃自分の感じていることを話すことで、周囲の看護師がいろいろなことを教えてくれるようになった。

「夜の巡回で結季さんと話した時に、『これからもつらいことがあるだろうけど、もう天に任せるしかないと思うの』と話していました」「『もうそろそろ私に残された時間も少なくなってきたように思うの』と、涙を浮かべながら話していました」といった、私が普段受けとらない彼女の言葉もすくいとってくれる仲間がいることに、私は心から安堵した。彼女の苦しみのすべてを自分が引き受けるのではないのだと。

苦しみをシェアする仲間を見つけることができた私は、いつもと同じ職場に通っているにもかかわらず、急に病棟に色調が戻ったような新鮮さを感じることができた。「これなら明日からもやっていける」、そう確信した。

6

ある日の夕方、いつものように一日最後の回診に行った時、結季さんはこのところ力が出ないことを嘆いていた。

この頃は体調が悪い日も目立つようになり、昼間に眠っていることも増えてきた。好きだった切り絵も、捗っていないようだった。友人の訪問もだんだんと短時間になっていた。私はいつものように、その日一日の過ごし方を聞き、なにげない話をして部屋をあとにした。

帰り支度を整えていると、携帯電話の呼び出し音が鳴った。病棟からだった。

「こんな時間に何だろう」と思いながら電話をとると、看護師は「○○さん（結季さんの苗字）が先生と話をしたいとおっしゃってます」という。

「え、ついさっきまで部屋で話していたし……とくに何か体調が悪くなったわけではないんだよね？」

「はい、ただ先生と話をしたいとおっしゃっています」

今日は早めに仕事も終わり、今の時間に帰れば家族と一緒に夕食をとれるな……と内心思った。明日でもいいかな、と、一瞬迷ったが、やはりもう一度白衣に着替えて病室に戻ることにした。

家族のほうはまたの機会もあるだろうが、患者との時間はもう二度と戻ってこないかもしれない。長くホスピスでの仕事を経験していた私は、どの患者とも「特別な一日」があるということを知っていた。特別な一日は微かな予感から始まるが、その日が終わらないと、それが特別な一日だったかどうかはわからない。その日も微かな予感だけだった。

「何かご用でしたか」

結季さんに声をかけると、「ああ、先生お忙しいのにすみません」と返事があった。ベッドの頭側を上げて、そこにもたれたままだった。

病状が悪くなったため、身体の力が出てこない様子だった。ベッドの脇のテーブルには、ほとんど手つかずの夕食がそのままになっていた。

「実は先生に見てもらいたいものがあって」

最近やっとできあがった切り絵だった。

その切り絵の後ろには、やや乱れた文字で「無病息災」と書いてあった。彼女は穏やかな顔つきで、私にこう話した。

「先生、最近ね、『無病息災』の意味がわかったような気がするのよ。ただ病気しないで生きていくという意味だと思っていたけど、ここで毎日、先生や看護師さんに支えてもらいながら暮らしている間に、『無病息災』の本当の意味がわかったような気がするの」

とても不思議なメッセージだった。いつもとは違う澄み切った表情だった。

私は言葉を返すことなく、「無病息災」の意味を心のなかで考え続けた。「無病」とは病気をしないこと、「息災」とは健康で元気に過ごすことだ。すでにがんの末期状態の結季さんの得心したような表情を見ても、私にはそれが何を意味しているのかよくわからなかった。しかし、彼女はそれを今日、私に伝えたかったのだ。

部屋を出た時、一つの確信があった。今日が彼女との特別な一日だったこと。あとになっても、彼女のことを考える時に必ず思い出す、大切な瞬間だったということ。

そして、彼女の言葉はおそらく最後の私へのメッセージで、彼女は「終わりの始まり」を静かに受け容れていることを私は悟った。「終わりの始まり」とは、生きる残り時間が短くなり、これから死をたしかに意識しながら生きていくその節目のようなものだ。恐怖の対象であった死が、約束され受け容れるしかない現実となった時、人は澄み切った表情となり、心のどこかで満足を感じるのだということを私は患者たちから学んだ。

特別な日の微かな予感を、自分の都合で見逃したことも、意図的にやり過ごしたことも
これまでにあった。「今、自分でちゃんと対応したほうがいいな」とわかっていても、医師としての責任感と相手に対する好奇心より、過密スケジュールによる疲労のほうが大きいと、つい「また明日にしよう」とやり過ごしてしまう。

本当に些細な呼び出しから、苦痛をともないすぐに駆けつけなければならない事態まで状況はさまざまだ。とにかくその「特別な一日」を丁寧に対応し、患者や家族と過ごすと、その後の時間の流れ方がまったく変わる。お互いの心がつながる特別な感覚にいつも心が震える。医者と患者という立場を超えた人間同士のたしかなつながりが、「特別な一日」には生まれるのだ。

私は、結季さんとの特別な一日に、彼女のなかで始まった死をたしかに意識した。そしてメッセージを受け取った。

その日からますます結季さんの状態は悪くなっていった。毎朝ホスピスに出勤すると、夜勤の看護師から前夜の報告を受ける。結季さんがその夜は寝つけず、ベッドの上で居心地悪そうに何度も寝たり起きたりしていたことがわかった。私は、内心「ああ、始まって

しまった」と思った。

病室に行くと、彼女はベッドに横になり、明るい朝日が差し込む部屋のなかで、気持ちよさそうにすやすやと眠っていた。声をかけるとすぐに目を覚まし、「ああ、先生……」と小さな声で返事をした。耳元で「昨夜は眠れなかったのですか？　何か身体に異変があったのですか」と尋ねると、彼女は意味がわかるのかわからないのか、「何のことですか」と答えて、また寝入ってしまった。その後も声をかけるとすぐに目を覚ますが、まともな会話はできなかった。

その日の夕方近く、看護師が二人がかりで結季さんを部屋のなかにあるトイレに担いで移動していた。「手を貸そうか」と私が声をかけると、看護師は慣れた手つきで結季さんを移動させながら、「大丈夫ですから」と断った。たしかに、女性のトイレに一緒に入るわけにはいかない。

結季さんは、看護師二人に左右から担がれながら、どうにかトイレへ移動していた。足にはまったく力が入らず、手を離せば歩けなくなることは容易に想像できた。それでも、必死の表情でトイレへ移動していた。

しばらく時間が過ぎ、用を足した結季さんは今度はベッドに向かって、再び看護師二人に支えられ戻っていった。半時間もすると、またトイレに行きたいとナースコールが押され、さっきと同じように看護師二人がかりでトイレへの移動が始まった。わずか二、三歩の距離を、少しずつ。そして、しばらくするとまたベッドへ戻っていった。

私は嫌な予感がした。このままの状況なら、昨夜と同じように今夜も眠れないだろう。私は軽い睡眠薬の処方を看護師に指示した。

しかし、翌日の朝の報告では、その日の夜も結季さんは寝つくことなく、昼間と同じようにトイレへ移動しベッドに戻ることを何回も繰り返していた様子だった。


そんな日が何日か続いた。トイレへ行く時以外は、平和に穏やかに眠っていた。看護師が、オムツやベッドの脇に置くポータブルトイレを使うように勧め、実際に試してもみたが、彼女は一切受け容れず、トイレへ行くことが人生のなかで一番大切なことであるかのように、看護師二人に担がれながら通い続けた。亡くなる前の日まで。

もうこの頃には、以前のように知性的で気の利いた会話や、心を通わせる時間はまったくなくなっていた。「トイレ」「おしっこ」といった簡単な言葉だけがやりとりされた。

そして数日が過ぎたある日、結季さんには死が近い徴候が現れた。呼吸の仕方が変わり、喉元でごろごろと音がするようになった。目は力なく半分開いていた。もう時間は残っていないと感じた。

最近よく見舞いに来るようになった結季さんのお兄さんにも死が近いことを伝えた。彼女の友人たちも集まり、声をかけていた。しかし、もう結季さんから返事はなかった。

そして、彼女の手先、足先は青黒く変わり、最後の大きな息をした。私は、息を引きとったことを看護師からの連絡で知り、結季さんの病室へ行った。彼女はすでに亡くなっていることが一目でわかった。周りの人たちに看取られての最期だった。

私は、「まだこちらに着いてない方はいらっしゃいますか」とお兄さんに尋ねた。間に合っていない人がいないことを確認したうえで、「最後の診察をします」と告げ、脈をとり、目にライトを当て、心臓の音を確かめ、結季さんが亡くなったことを宣告した。「ご臨終です」「今までお疲れさまでした」と、最後に彼女に話しかけた。

人の亡くなり方は、きっと大昔から同じだろうと思う。亡くなる前にはいくつかの徴候が出てくる。落ち着きがなくなり、夜眠れずに昼間に眠る、そして話すことにまとまりがなくなる。テレビドラマのように、亡くなる最期の瞬間まで意識が保たれ、みんなにお別れを言いながら、力尽きガクっと首を垂れる、そんな亡くなり方はしない。

健康な意識が昼間の光なら、死の闇に向かう直前は夕暮れのような意識になるのだ。つまり、夢と現実の間を行き来するようになる。こちらの話している言葉は、届いてはいるが、意味は通じない。家族の声や私の声は聞こえているであろうが、亡くなりゆく人の脳で何が映像として見えているのかはわからない。もしかしたら、調子がよかった時と同じような情景を見ているのではないだろうか。そんなふうに思うこともたびたびある。

それでも、きちんと情は通じている。相手にたしかに言葉は届いている。意味はわからなくても。私は経験から確信している。

そして、結季さんと同じように、亡くなる直前までトイレで用を足そうとする患者はたくさんいる。身体機能を失いながらそれでも残る最後の尊厳とは、トイレで用を足すことではないだろうかと、私はホスピスの仕事を通じて感じている。衰弱した患者は、人前で平気で失禁することだけはなんとか避けたいと思っているようなのだ。オムツ、尿を出すための管を入れること、ベッドの脇に置いたポータブルトイレ、それらは道具としては衰弱した患者にとって合理的だが、一部の患者は安心も納得もしてくれない。介護とは下の世話そのものだとよく言うが、末期がんの患者には、また違った世話が必要だ。患者の尊厳を守るための最後のケアとは、トイレへ移動することの手伝いではないかとつくづく感じている。

患者を担ぎ続ける家族や看護師の肉体的、精神的疲労はかなり大きいものだ。自分一人でトイレへ行こうとした患者がベッドから転落することもホスピスではよく起こる。患者が動くと感知するマットをベッドの脇に置き、音がするたびに看護師が駆けつける姿もまた日常だ。五分おきに弱った足でトイレへ行こうとする患者を、頼むからとベッドへ押し戻す家族を何度も目撃した。

ぼんやりとした意識のなかでも羞恥心を感じる患者の尊厳の最後の砦である、トイレで用を足すこと。どうやって援助したらいいのか。よいケアの方法も見つからず、願わくばと病室内の重力が軽くなる装置を夢想したこともある。テレビドラマのように、死とは美しく順調なものではない。

結季さんが亡くなってもう五年が過ぎていた。私は一〇年間働いたホスピスを辞め、同じ地域に小さな医院を開業した。自分の天職である終末期医療を患者さんの自宅で実践する「在宅ホスピス」の仕事に専念するようになった。

今も時々、彼女からプレゼントされた切り絵の色紙を眺めながら「無病息災」の意味を考えることがある。彼女が考えていた本当の意味は私にはわからないが、病のため床に伏せ、そして亡くなる患者を見守り続けるなかで思うことがある。どんな人間も「生老病死」の苦しみから逃れることはできない。しかし、老いること、病むこと、死ぬことを受け容れながらも、苦しみを軽減する、いや苦しみを別の何かに変えていくことはできるのではないか。無病息災とは、不老不死の達成ではなく、生老病死の静かな受容なのではないか。そうであるなら、私は医師として、患者の静かな受容の手助けができればいいのではないか。

これからも私は、乗り越えられないほどの苦しみから患者を救うことに力を尽くし、彼らとその家族の最後の生活を見守り続ける。そうして多くの人たちと出会い別れながら、医師として実践できることは何か、彼女のメッセージを通じて考え続けていきたい。

抗がん剤をやめればＱＯＬは上がるのか

「この病棟では、もしも心臓が止まっても、呼吸が止まっても、心臓マッサージを始めることや人工呼吸器につなぐことはしません。そして、この病棟に入院中は、原則的にすべての抗がん剤をやめることになります」

かつて私が勤務していたホスピス（＝緩和ケア病棟）で、これから入院するために訪れたすべての患者やその家族にいつも確認していたことだ。今でも国内のほとんどのホスピスでは、同じような説明をしている。ホスピスでは、蘇生行為、手術、化学療法（抗がん剤）、放射線療法を行わないことを、患者、家族に通知し同意を得たうえで入院を決める。

私がホスピスで勤務し始めたのは二〇〇二年だった。その頃はまだ国内でもホスピスは少なく、緩和ケアを専門的に学び、自分の情熱を傾けたいと思っても、地元の名古屋には働き口はなかった。そのため神戸に来てホスピスに就職した。

一九九〇年から二〇〇〇年頃にかけては、まだがんを本人に告知すべきかどうかが真剣に議論されていた。そして、当時はまだ告知しない医師のほうが多数派だった。

患者は自分ががんであることを知らされることなく、嘘の説明のもと、脱毛、倦怠感、食欲不振といった副作用に耐えながら抗がん剤の治療を受けていた。そして、自分の死期と向き合う機会をもてないまま亡くなる時を迎えた。

さらに、呼吸が停止すると気管内挿管され、人工呼吸が始まり、自己心拍が停止すると心臓マッサージを受けるのが通例だった。心肺蘇生が始まると、家族は別れの時間をもてないまま部屋の外に出され、しばらくして「力及ばず残念です」という医師からの儀式的な死亡宣告を受けた。

亡くなる患者の人間としての尊厳を取り戻すために、がんであるという真実を告げ、そのうえで治療を続けるか否かを医師と話し合い、自分の余命と向き合う試みとしてホスピスの普及と緩和ケアの導入が始まったのは、二〇〇〇年を過ぎた頃からだった。それまで患者は、シスプラチンを中心とした抗がん剤を亡くなるまで続けることで、その副作用のためにＱＯＬ（クオリティ・オブ・ライフ、生活の質）が低下していることが多かった。あるいは、治療に固執するあまり、限りある命の時間と向き合うことができていなかった。

ホスピスで抗がん剤を中止すると、患者の体調は一時的に回復した。そして適切なケア、苦痛緩和のためのケアを受け、医療者との丁寧な対話が行われるようになった。そのことによって、患者のＱＯＬはたしかに向上した。

あれから一五年が過ぎ、時は二〇一七年。私は開業し在宅緩和ケアに専念している。緩和ケアとホスピスを取り巻く状況も大きく変化したことを実感する。今では患者も家族も、初診であっても「がんです」とはっきり宣告され、「残った時間は半年でしょう」などと躊躇なく余命の告知がなされることも目立ってきた。

昨今では、抗がん剤による強い吐き気を抑える制吐薬も増えてきた。数日の副作用を乗り越えれば、体調の回復も以前より早くなってきた。

一方で、分子標的薬といわれる、新しいタイプの抗がん剤を使用することにより、以前とはまったく異なった副作用も出てきている。たとえば皮膚の障害や、末梢神経障害によるしびれといったものだ。それでも適切なケアを受ければ、抗がん剤の治療を継続でき、ＱＯＬが低下することも以前ほどではなくなってきた。また、分子標的薬の継続が生命予後を延長するというエビデンスも報告され続けている。

しかし、突然の間質性肺炎の発症による急死といった新たな問題も生じている。また、一番の問題は薬剤の費用だ。たとえば肺がんの治療に使われるタルセバは一日一万六四二円、悪性黒色腫で適応があり最近肺がんにも適応となったオプジーボは一回一四〇万円程度である。もし二週間おきに点滴を受けると、年間約三五〇〇万円になる。[1]

二〇一〇年以前には、抗がん剤をやめることで副作用が軽くなり、QOLが上がることもあった。それまで身体に無理をしながら続けてきた治療を中止することで、患者は自分が人生において何を大切にしてきたのかを振り返る機会が得られた。ホスピスへの入院により、これらはたしかに実現していたのだ。また緩和ケア医も、抗がん剤を中止することについて患者とどう対話するのか、議論していた。

しかし現在では、抗がん剤をやめてもQOLが上がるとは限らない。治療を中止することで患者にどういう益（ベネフィット）があるのか、私自身もわからなくなっている。

私のような緩和ケアの専門家は、抗がん剤をはじめとするがん治療について、以前よりもずっと多くを学ばなくてはならない。そして、抗がん剤を中止することで患者のQOLを向上させていた、かつての緩和ケアから卒業しなくてはならない。抗がん剤を投与中の患者にも、身体や心の苦痛を軽減する緩和ケアを提供し、日々の生活をケアする必要がある。

さらには、抗がん剤による副作用の治療とケアを提供する専門家にならなくてはならない。それにより、限りある命の時間と向き合う患者と家族に、最適な療養の方法と場を提案し続けなくてはならない。緩和ケアはこの一〇年で相当変化している。

冒頭で述べたように、現在でも多くのホスピスでは、入院する前に、心肺蘇生を開始しないこと、抗がん剤の治療を行わないことを、患者・家族に説明している。無意味な延命治療をしないことがQOLを高めるやり方だと信じられてきたのだ。しかし、抗がん剤を中止してもそれほどQOLが高まらないとしたら、抗がん剤を中止する理由はいったいどこにあるのだろうか。

ほとんどのホスピスでは、抗がん剤の中止が入院の条件であるかのように説明しているが、それは診療報酬制度に明文化されたことでも、ホスピス・緩和ケアの理念に該当することでもない。ただホスピスの一日当たりの入院費は定額であるため、高額な抗がん剤の治療コストと見合わないことが、その大きな理由だと私には思える。経営的な観点から、高価な抗がん剤の費用を病院側が負担できないというのが本音なのだ。

私がホスピスで働いていた頃も現在でも、白血病をはじめとする血液がんや乳がんの患者がホスピスに入院することは滅多にない。とくに血液がんでは、化学療法を亡くなる直前まで続けたり、輸血を繰り返したりすることが多いことが、ホスピスへの入院を妨げる要因になっているように思う。血液がんの患者にとっては、このような治療の中止が明らかに生命の短縮、QOLの低下につながる可能性がある。そしてホスピスで血液がんの入院を引き受けない理由もやはり、抗がん剤と輸血のコストなのだ。

また、ホスピスに入院したあらゆる患者に抗がん剤の治療を安全に実施できる専門医はほとんどいないだろう。これも、ホスピスで抗がん剤を使わない理由の一つだ。

今後、肺がん、胃がん、大腸がん、乳がん、腎臓がんでも「維持療法」(病気の状態が落ち着いていても、再燃しないように治療をやめることなくずっと続けること)が議論される状況になると、血液がんの患者と同じく、ホスピスへの入院を躊躇する状況が生まれるのではないだろうか。

がん患者の治療を最適化するために、緩和ケアも変化し続けなくてはならない。がんを告知しなかった時代が今では相当の違和感をともなって思い出されるが、最近は、抗がん剤を中止しないと入院できないホスピスにもまた違和感をもつようになってきた。

ホスピスと緩和ケアには、全世界的に「無理な延命や意図的な死を招くことをしない」という理念がある。たしかにある時期になると抗がん剤はやめたほうがいいと考えられている。しかしその「ある時期」の線引きはまだよくわかっていない。治療の効果や身体の状態で線引きをすべきであって、療養の場所で線引きをすることには、やはり違和感がある。

これからのホスピスと緩和ケアは、患者のため、がん治療のなかでどんな役割を果たしていくのだろうか。

時代とともに変わる治療
――揺るぎない信念を探し続ける

私がかつて働いていたホスピスでは、受けられる治療、受けられない治療について事前に説明し、同意された患者のみ入院を受け入れることになっていた。それではなぜ、ホスピスでは延命治療をしないのだろうか。それを説明するためにはまず、ホスピスができるまでの医療の状況を振り返る必要がある。

私が内科医としてどうにか一人前の仕事ができるようになった二〇〇〇年頃のこと。当時働いていた病院で、ある初老の女性が、検診のレントゲン結果に「異常あり」との通知がきたということで、病院の外来を訪れた。私は、「レントゲンを撮り直してみましょう」と伝えた。結果は最悪だった。肺がんであろうことは一目でわかった。

私は女性にレントゲンを見せながら、検査結果をこう説明した。

「ここにたしかに影があります。悪い病気ではないと思うのですが、念のため後でもう一度検査をしましょう」

こう話して診察を終え、女性が診察室を出たあと、居合わせた看護師に「この方の家族を呼び出して」と頼んだ。看護師が、ちょうど自宅にいた患者の夫に「本人には内緒で医師から話がある」と伝え、私はその日のすべての診察を終えたあとに、患者の夫と会うことになった。

私はこう切り出した。

「このレントゲンの結果からは、肺がんだと思います。どのように本人に話したらいいでしょうか」

夫は、「がんだとわかったら生きる希望がなくなります。本人には内緒にしておいてほしい」と答えた。いくら治療法が進歩しても、がんが人の心を絶望させる病気であることに変わりはない。当時は、このように本人にがんであることを告げずに、どう本人に嘘をつくかを家族と打ち合わせ、看護師にもそれを周知していた。

さらにくわしい検査の結果、肺がんは脳にも転移していることがわかった。抗がん剤が唯一の治療法だった。本人には「治りにくい肺炎」の治療をすると説明し、入院してもらうことになった。

抗がん剤による治療が始まった。当然、副作用で体調が悪くなる。本人は、自分が悪い病気だと思わないまま入院し、治療を受ければ受けるほど体調が悪くなるので、しだいに疑念をもった。それでも私のことを信頼していたこの女性は、黙って治療を受け続けてくれた。

私はどのようにこの患者と向き合ったらいいのかわからなくなったが、「この方の信頼を裏切ってはいけない。嘘をつくと決めた以上、最後まで貫こう」と、「『治りにくい肺炎』で、なかなか治療がうまくいきません」と説明し続けた。説明のたびに罪悪感は大きくなっていった。

抗がん剤治療の効果はなく、脳に広がったがんは患者の意識を徐々に奪い、そしてとうとう最期の日を迎えることとなった。現在のように、人工呼吸や心臓マッサージについて患者本人や家族と話し合うこともないまま、呼吸が止まる時を迎えた。

その夜、私はすでに仕事を終えて帰宅していた。当直をしていた先輩の医師が、患者の呼吸が停止した時から、看護師とともに心臓マッサージと人工呼吸を始めていた。自宅から病院に駆けつけた私は、夫を部屋の外に呼び出し、もはや救命はできないことを伝えた。夫は、「ありがとうございました。もう十分です」と言ってくれた。その言葉に私の罪悪感はほんの少しだけ薄らぎ、救われた気になった。

本人に病気の真実を告げることもなく、治療の選択を患者にさせること、最期の迎え方を医師と患者とで話し合うことはなかった当時、「無意味な人工呼吸や心臓マッサージ」は病院で日常的に行われていた。医師も患者も厳しい真実から目を背け、お互い向き合うことができていなかった。

ホスピスはそんな医療のあり方を、根本的に変えようとする社会運動でもあった。「本人に悪い情報を正しく伝え、そして本人とともに治療法を選択する。無意味な人工呼吸や心臓マッサージは行わず、亡くなることに敬意を払い、最期の日々を支える」。私は自分の抱えていた罪悪感をホスピスでの仕事を通じて昇華していった。

あれから一五年以上が過ぎた。現在では、患者本人に心の準備がないままに、診察室で「がんです」と告げられることも日常になった。そして、ホスピスを紹介される時、患者・家族はもう命の終わりが近いことを医師から説明されている。悪い話もきちんと伝えられるようになった一方で、あまりにも簡単に悪い話をされることに、今の患者は傷ついている。「初めて会った医師に、まるで『風邪です』と言うのと同じような調子で、『がんです』と言われたのです。こんな説明の仕方はあんまりです」と話す何人もの患者に出会ってきた。

「末期がんの患者に対する人工呼吸や心臓マッサージは無意味、蘇生の成功率はゼロ%」と書いた教科書もある。そのように患者や家族に説明する医師も多くなってきた。たしかに、寝たきりとなり身体にもう力が残っていないのに、人工呼吸や心臓マッサージを含む延命治療を行っても無意味だ。たとえ蘇生に成功しても、患者は蘇生直前の状態に戻るにすぎない。人工呼吸や心臓マッサージが再び患者に歩く力を与えることも、食べる力を与えることもない。

しかし、こんな研究調査もある。病院内で心肺停止したがん患者一七〇七人のうち、人工呼吸や心臓マッサージを行い退院が可能となった患者が、全体の六・二%いたというのだ。[2]「がん患者の蘇生成功率はゼロ%」ではないのである。近いうちに亡くなると予想されていなかった患者が、何らかの原因で急変した場合には、人工呼吸や心臓マッサージをすることで、意味のある救命ができるかもしれない。つまり、延命治療が必要なケースもあるのだ。

個々の患者に最適な治療を、ホスピスは配慮できるのだろうか。入院する前に延命治療を実施しないことを約束し同意した患者は、ホスピスで十分な治療を受けられない可能性があるのではないか。最近私はそんなふうに考えることもある。

『杉原千畝　スギハラチウネ』（東宝）という映画のなかにこんなシーンがあった。杉原の部下グッジェが、別れの時に「世界は車輪。今はヒトラーが上かもしれませんが、いつか車輪が回って下になる日が来るかもしれません」と言う。杉原は、「いつか車輪が回った時、後悔しないようにしよう」と答える。

無意味な治療と必要な治療。車輪は時代とともに回り続ける。かつては「延命」こそ医療の第一義だといわれた。反対に今は、治療の差し控え、治療の中止、安楽死といった「縮命」が世界的に議論されている。「どうせ助からないのなら、いっそ楽に死なせてほしい」と、「縮命」を望む人たちも増えている。現在はホスピスに限らず、一般の病棟でも、末期がん患者に人工呼吸や心臓マッサージは行わないことが普通になった。

私が医師となってからのわずか二〇年の間にも車輪は回り、上下が反対になってしまった。何が必要な治療で、何が無意味な治療なのか、延命とは何なのか、考え方はわずかな間に目まぐるしく変わっていく。私たちが今、善いことと正しいことと思っていることであっても（それを倫理ともいう）、また車輪は回り、今は想像がつかないような事態が訪れるかもしれない。それでも後悔しないように、私は自分自身の揺るぎない信念を探し続けるしかないのだ。

時代とともに延命治療の中身はこれからも変わっていくことだろう。あなたは今、延命治療とは、無意味な治療とは、どんな治療だと考えているでしょうか。

そして、あなたにとって時が経っても変わらない揺るぎない信念は何でしょうか？

一回性のケアを求めて

病院は、「こうでなくてはならない、その根拠はない、それでもずっとそうしてきたのだからそのとおりでなくてはならない」という惰性が非常に強く働く場所である。このことについては今でも忘れられず、そしてよく思い出す一件がある。かつて働いていたホスピスでの出来事だった。

ある男性の患者が日曜日の昼間に亡くなった。その患者のことをよく知っていた看護師が臨終の瞬間に立ち会っていた。心ある経験豊かな看護師だった。そしていつも冷静で適確な動きをする優秀な人だった。

亡くなったあとに私は相談を受けた。「実は今日、この方の入浴を手伝う約束をしていたのです。ずっと入浴できておらず、今日こそはと約束し、この方もとても心待ちにしていました。亡くなってしまいましたけど、今から入浴（ベッドバスといって、寝たままで入れるお風呂があった）させてもよいでしょうか」という。

私はとても感動し、亡くなった方へも生きていた時と同じようにケアすることが、残された家族、そして看護師にとってもよいケアになる確信を得た。死しても本人との約束を果たしたいという看護師の心に、私はとても共感できた。私は「入浴させてもよいのではないか」と答えた。

しかし病院という組織のなかでは、一人の医師の許可だけで特別な処置について決定することはできない。そこでその看護師は、その日の日直（臨時の当番）だった普段はホスピスで働いていない看護師長に、「亡くなった患者を入浴させケアすること」の許可を求めるために相談に行った。すると、このような答えが返ってきた。

「入浴のケアは、患者のために行うことであって、亡くなった方はすでに患者ではない。よって、入浴はならぬ。もしも今後同じようなことが起こったらどうするのか。生きている人を看護する合間に、亡くなった人の入浴を今後もするのか」

なるほど、真っ当な意見だ。

結局、約束していた入浴はかなわなかった。

とかく病院という場所は「公平」を重んじ、かつ規律が求められる。当然のことだと思う。しかし、私自身の心のなかではもやもやとしたものが残り、今でもずっとくすぶっている。

ホスピスを離れて五年以上が経ち、やっと最近になってこのもやもやの核心がわかってきた。

まず、病院には「こうでなくてはならない」という枠が存在していることだ。このことの窮屈さも、私が独立し開業した一因になっていることは否定できない。いちいち自分が決めたことにもの申され、潰されることに嫌気がさしてしまった。そう、私はかの患者を入浴させたかったのだ。

「看護師長に言わずに、ホスピスの判断でやってしまおう」という現場の看護師たちの胆力、もしくは「私は聞かなかったことにしておくわ」という看護師長の粋な計らいを期待していた。そして、残された家族(遺族)と看護師がきちんとその方のケア、いや供養をし、ホスピスを去ってほしかったと今でも思っている。

次に、一番高度なケアとは、その人に一回限りしか通用しないケアだということだ。

知識と技術のある医療者ほど、目の前の人にとってもっとも相応しい治療とケアを選び実行することができる。誰にでも行うことを同じように目の前の患者のために実行すること（再現すること）は、大して高度なことではない。ミスなく同じ内容の標準的なことを繰り返すというのは、プロの仕事ではない。

「今後同じようなことが起こったらどうするのか」ともしまた問われたら、「この人にしかできないケアは、この人にしかしません。次の人のことは、今考える必要はありません」と今の私は答えるだろう。

本当のプロはたった一回、たった一人のための治療やケアを創造できる人だ。

私は、病院でつくられている枠から出ようと、日夜新しい治療とケアの可能性を探っている。そしてようやく最近になって、過去の思い出を乗り越えて自分が探していたものが見つかった。

この一回性のケアの価値を理解できたとき、これがかつての自分の探していたものだったのだと確信できた。まだ未消化の思い出はたくさんある。その一つひとつをほどいていくことで、さらに新しい可能性、発想に触れたいと今なお渇望している。

※「一回性のケア」については、『ともにある〈1〉―神田橋條治　由布院・緩和ケアの集い』（木星舎、二〇一二年）のなかの神田橋條治氏の発言にヒントを得ている。

「『ケース・バイ・ケース』という言葉は、言いわけの言葉であってはいけない。ケース・バイ・ケースにできていたかどうかを問うようになると、技術がさらに向上する。技術が向上するというのはそういうことです。一番優れた技術とは、一回こっきりで二度と使われない技術です」

第3章

在宅医療の現場から

死の恐怖（スピリチュアルペイン）とどう向き合うか、どう支えるか

ある休日の昼間のことだった。毎週二回往診している、Sさんの娘さんから電話があった。

「母が痛がっている、すぐに診にきてほしい」とのこと。娘さんの声は、いつもより緊張していた。

これは早く行かなくてはと素早く着替えた。私は子どもとショッピングモールへ買い物に行く約束を気にしながら、この時間に行けば、自分の昼食を抜けば約束に間に合うよう家に帰ってこられると時計を見ながら計算した。車に乗り込み、いつもの道を走りながら、それまでのSさんの様子を思い出し、交わした言葉を思い出していた。

＊

Sさんは、末期の肝臓がんのため自宅で療養していた。医者嫌い、病院嫌いで、今まで大きな病気なく過ごしてきたのだが、身体をだるく感じ、疲れやすくなったため、娘さんに連れられてしぶしぶ病院に行ったところ、かなり大きな肝臓がんがあることがわかった。もはや積極的な治療をすることもできず、入院する気もないSさんは、その場で今後は治療をしないと決めて、自宅で療養することとなった。

そして私の医院に病院から連絡があった。病院での治療を嫌っていること、ずっと自宅で過ごしたいという決意が固いことから、治療を引き継いでほしいとのことだった。私はまず娘さんと医院で面接し、どんな意向なのかを尋ねた。

人嫌いのSさんは、趣味で神戸の山々を一緒に歩く知り合いはいたが、近所付き合いもせず、ずっと暮らしてきた自宅の一室で、朝から晩までテレビを観る生活をもう何年も続けていたとのことだった。嫌がる本人を病院に連れていったがもはや手遅れの肝臓がんで、今まで暮らしてきた家で最期を迎えられるよう、自分が看病したいと娘さんは話した。私は自宅でSさんが苦痛なく過ごしていけるよう、治療を引き受けることを約束した。

初めての往診の日、Ｓさんは私に対して怯えている様子だった。「何か恐ろしいことを言われてしまうのではないか」「自分が想像もしていないような身体の悪い変化を悟られてしまうのではないか」、そんなことを考えているのだろうと思った。

私はいつも、努めて明るく診察するようにしている。Ｓさんにも明るく話し始め、身体のあちこちを診察し触りながら、「この部屋は静かですね、何も邪魔するものがない。安全で居心地がいいですね」と語りかけた。Ｓさんは、「私はよく山を歩いていた。身体は人より丈夫だ。今まで医者に行くこともなかった」と話した。今日は病気の話は一切するなと伝えているのだと私は感じた。

どんなに人嫌い、医者嫌いな人でも、三回目の往診くらいから警戒心が弱まり、怯えもなくなってくる。Ｓさんのところへは週に二回往診し、私が彼女の生活のなかに早く馴染むように努めた。端からみると当たり障りのない会話をＳさんと続けた。

ある日、「それで、どのあたりの山を登っていたのですか」と私は尋ねた。すると、すでにベッドから動けなくなり、トイレにも行けなくなったＳさんが、「昨日も山へ歩きに行きました。すれ違う人たちは私を見てみんな手を振ってくれました。みんな笑っていました」と話した。

娘さんは、母親がおかしなことを言う姿を見てずっと黙っていた。私は、そろそろ亡くなる時が近づいているなと思った。人は亡くなる前になると、幻覚、妄想を体験する。夢と現実の世界を行ったり来たりするようになる。行けるはずのない山歩きの話をするSさんの表情は、朗らかで、本当の話をしているかのようだった。その顔にはすでに怯えはなかった。自分が病気であることも忘れているような様子だった。

この頃から、診察のあと、別の部屋で娘さんと話す時間が長くなってきた。本人の怯えがなくなった時期から、反対に娘さんの怯えは大きくなっていった。

私は毎日の看病の様子を書き記したノートを見ながら、娘さんが不安に思っていること一つひとつに丁寧に答えるようにした。「食事が食べられない時は、無理に食べさせず、しばらく待ちましょう」「よく眠っている時は、薬の時間がきてもそのままにしましょう」「よく眠ることは、身体を休めるために大切なことです」。さらに、「水を飲ませる時は、身体をこれくらい起こして、ぼんやりとしている時はやめておきましょう。氷のかけらを口に含ませるとむせることはありません」「がんの方は不思議と寒がりません。反対に布団を重く感じるのか、はねのけてしまいます。布団は薄く軽くしましょう」「まぶしいと感じる人が多いので、レースのカーテンをひいておくほうがいいです」などと、その時々のSさんの様子から、看病の仕方を話した。

Sさんには、本人から求められない限り、がんが進行していることをことさら話さないと私は決めていた。Sさんは黄疸が日増しに悪くなり、皮膚が黄色くなってきた。「私、黄色くなっていない？」と尋ねられた私は、「肝臓が悪くなるとこんなふうに身体が黄色くなりますよね。困ったものです」とだけ話した。するとSさんは、「そう、私は山歩きをしていたから身体は丈夫なの」とまた昔の話、そして夢の話を現実の出来事のように話した。診察のたびに、「何か聞きたいことはないですか？」「何か伝えたいことは？」と私は尋ねるようにしていたが、Sさんはいつも「何もない」と静かに答えていた。

その日の診察が終わり、別室で娘さんと話すと、Sさんには痛みはそれほどなく、苦悩している様子もない、一日のほとんどを眠って穏やかに過ごしている、とのことだった。反対に娘さんは、緊張が高まり、ますます怯えている様子だった。

私は、人が亡くなるまでに身体に起こる変化が書かれた図を使って、これから起こることを順に話していった。娘さんも、もう幾日もしないうちに母が亡くなるであろうことを感じていた。医師である私から説明を受けて残された時間を悟ったのではなく、いつも一緒にいれば、それはおのずとわかってしまうことなのだ。そして、夢見心地に毎日を過ごしていたSさんだったが、昨夜突然「もう私にはそろそろお迎えがくる」と静かに娘さんに話したとのことだった。

この日を境にSさんは状態が悪くなった。おそらく数日以内に亡くなるだろうと、二日前の診察で私は娘さんと話していた。

＊

そんなことを思い出しながら、Ｓさんの家に着き本人を診察した。Ｓさんは眠っており、その顔、表情にはまったく苦しんでいる様子はない。私は多くの患者が苦しむ姿を何度も見てきた。苦しんでいるかどうかは、理屈抜きですぐわかる。

私は、鎮めなくてはならないのは、Ｓさんの痛みや苦痛ではなく、娘さんの心の動揺だと思い、いつものように別室で話をした。娘さんは、母親の変わりゆく姿に動揺するとともに、目の前で人が死んでゆく根源的な恐怖に怯えていた。私は、本人は苦しんでいないこと、この先も苦しまないであろうことを説明し、これまで娘さんが十分に看病してきたことを認め、それが間もなく終わることを話した。娘さんの心の動揺が治まるのを感じとって家をあとにし、自分の子どもとの休日に戻った。

自分の医院を開業してから五年、私は多くの患者を見送ってきた。そのなかで、自分の仕事は、患者の苦痛を緩和することだけではなく、患者の身近で看病を続ける人が無事看取りができるように支えることでもある、と思うようになった。

本来、看取りは医療の概念ではない。人はずっと太古の昔から身近な人、家族を看取り、そして看取られてきた。看取りを、人は人生のなかで幾度も味わわなくてはならない。私の仕事は、医師として、看取りを通じて人間の命の鎖を繋いでいく手伝いをすることなのだと思うに至った。

そして、死は本質的に非日常的で不自然なことだ。目の前で愛する人が死にゆく過程をすべて目撃してしまうことは、生理的には受け容れがたい体験である。誰にでも原始的な恐怖と怯えがともなう。なかには、熱心に看病をすることで、充実感や成長した感覚をもつ人もいるが、それは恐怖と怯えを乗り越えるために、やや興奮した精神状態になっているのではないかと私は思う。

テレビのなかの死の床はあまりにも綺麗だ。現実の死はあのような穏やかな時間では決してない。日本で、病院で死を迎える人たちが多い理由も、この不自然さを覆い隠すための一つの社会的な知恵なのだろうと私は思っている。「住み慣れた自宅で最期まで過ごす」「家族に囲まれて最期の時を過ごす」といった美辞麗句は、やはり死のもつ本質的な真実を覆い隠そうとしているように思える。それでもなお、恐怖と怯えを乗り越えて、自宅で最期を迎えたいと望む患者と、最期を自宅で看取りたいという家族を、私は支え続けている。

死にゆく本人は、本当に死を迎える間際になると、恐怖から解放され、夢と現実の入り交じったどこか呑気な世界に生きるようになる。しかし、看病する家族は反対に、恐怖が高まっていく時を過ごすのである。そして死と同時に、本人も家族も死の恐怖から確実に解放される。死後の本人の顔から、苦痛がすでに肉体から消え去ったことが、私にも家族にもわかる。家族には死別の悲しみとともに、看病中の恐怖から解放された安堵と、恐怖と怯えを乗り越えるためのわずかな興奮が残る。そして死後の法要の繰り返しを経て、残された人たちの新しい毎日が少しずつ始まる。

死別がもたらすのは喪失だけではない。残された医師と家族の間には、ともに全身全霊を傾けて過ごした「時間の感触」が、心のなかにたしかに残る。そして、時々私は通りがかりの街角や遺族会で残された家族と語らい、「時間の感触」を確かめながら、次の新しい死と看取りに向かう。この「時間の感触」を通じて、私の心は安らかに満たされている。

あなたは、自分が亡くなったあと、残された人たちがどんなふうに生きていくか想像できますか？

「ひきこもり」の患者にいかに医療を届けるか
——がん放置療法の功罪

このところ、医療を否定するような本がよく売れているようだ。とくに近藤誠氏の『がん放置療法のすすめ―患者一五〇人の証言』（文春新書、二〇一二年）、『医者に殺されない四七の心得―医療と薬を遠ざけて、元気に、長生きする方法』（アスコム、二〇一二年）といった著作は、一部の患者や市民に熱狂的に支持されている。その一方で、多くの医師が強く反発している。

このような医療を否定する本では必ず陰謀論が展開されており、現代医学の提供者である病院や医師は、患者の治療を通じて何らかの利得を得ている、と論じられる。これに対して多くの医師は、さまざまながん治療の成果が科学的に検証されているにもかかわらず、その治療を否定してしまっては医学そのものが否定されてしまう、議論以前の問題だと反発し、また患者の治療の機会を奪う悪魔の言説だと批判している。

この土俵のまったく異なる論戦を眺めながら、自分の医療現場を振り返って、がん放置療法が実際に患者にとってどんな意味をもつのか、考えざるをえない。ある患者との出来事を通じて、この問題について語ってみようと思う。

私は現在、在宅診療(一人当たり月二-四回、三〇分予約制)、あるいはクリニックへの外来通院(一人当たり月一-二回、三〇分予約制)という形で診療を行っている。がん患者の多くは、病院で手術、化学療法、放射線療法を受けている。つまり病院でがん治療を受けている方がほとんどである。

私が在宅診療を行っている患者は、それまでがん治療を受けていた病院に通院できなくなり、私のところに紹介されてくることがほとんどだ。病状の重い患者にとっては、総合病院の外来に行き、待ち、診療を受け、会計を済ませ、処方された薬を薬局で受けとり、そして家に帰ってくる、その行程がすでに負担なのである。疲れ果ててしまい、身体を治すための病院へ行くことでかえってエネルギーが奪われるという皮肉な状況となる。

「先生、今日は身体がしんどいので、病院へは行けません」

総合病院に勤務していた時に何度か患者から聞いた言葉だ。調子が悪いのに病院に来られないとは……。私が開業を決意したのも、在宅診療を積極的に行うようにしたのも、本当に調子の悪い患者のところへはこちらから診療に行くべきだと考えたからだ。

私が診療する多くの患者は現代的ながん治療を受け、医学的に管理されている。病院や医師との関係はある程度続いていたり、うまく保たれていたりする。こういう方々から「がん放置療法」の話が出てくることはほとんどない。しかし、ある時、総合病院でのがん治療を否定する患者に出会った。

その男性は身体の調子が悪くなり、歩いてもすぐに疲れるようになってしまったことをきっかけに近くの病院で検査したところ、胃がんであることがわかった。普通に日常生活を送ることができ、まだ終末期という状況ではない。時折がんの存在を思い出すような不調はあっても、以前と同じような毎日を過ごせる方だった。頑固な高齢男性で、胃がんと言われた直後から病院へ行くのをやめてしまった。

「どうせがんになったら治らないのだから、病院へ行くだけ無駄。自分独自のやり方で体調をコントロールしていけばいい」と決意して、一人で食事や暮らし方の工夫をしていた。一緒に住んでいる家族はとても心配になり、がんの治療は受けなくてもいいから、せめて医師や看護師と定期的につながりをもってほしいと考え、私のところに相談に来られた。

「年齢も年齢ですし、本人も頑固です。どんなことも、自分でこうと決めてしまえばもう他人の話なんてまったく聞いてくれません。それでもせめて時々診察を受けてほしいと頼んでみたんです」

と、娘さんは困り果てた様子だった。診察に連れてくることは本人が頑固すぎてできない、でも家に往診に来てもらえれば……とのお話だった。娘さんの相談を受け、いろいろな状況を確認して、さっそくご自宅にうかがった。

初めて会うその男性はにこやかで、自分の考える闘病について語るというより、まるで自分自身に言い聞かせるように演説した。「薬の力に頼るような生き方はしたくない」「医者は嫌いだ」「胃がんは放っておけばいい」と語り、そして話題の「がん放置療法」の本を手渡された。「自分はこのやり方でこの先やっていく」と言う。

私は、「どうぞ、ご自身のやりたい方法で療養を続けてください。ただ、月に二回は会いにきます。ご自身のやり方がうまくいっているか、一緒に確認し合いましょう」と話した。たしかに胃がんがあることは、検査を実施した病院からの診療情報提供書（紹介状）でわかってはいたが、診察をし話をしていても、ほとんど胃がんの影響はわからなかった。趣味にも取り組み、精神的にも落ち着いていると感じた。

この男性の心が漂流してしまわないよう、家族の心配が最小限になるよう、将来の状態が悪くなった時に備えて、医師である自分と頑固なこの男性との間になんとか信頼関係が生まれれば、と考えた私は、それから何度か診察をしながら、毎日の生活のこと、日々感じていることなどについて話してもらうようにした。信頼関係が生まれるまでは、男性が嫌う投薬や生活指導はせず、「ほかのがんの患者はどうしているのか」という質問が時にあれば、具体的に答えるようにした。

男性は診察のたびに、がん放置療法の内容を私に向けて話した。そして、将来も病院の世話にはならず一生を終える、と語った。私は、この男性が手術や化学療法を受けたほうがよいとは思えず、この人の生きづらさにこれからも寄り添えればいい、いつになるかはわからないが一生を終える時にそばで手伝うことができれば、と考えていた。

ところが、自宅での診察が始まって数ヵ月が経った頃。突然、「先生に来てもらっても何ら自分にメリットはないな。とくに何をしてもらいたいということもないから、もう来なくてもいいよ」と男性は私に告げた。

診察の様子を隣でみていた家族はびっくりしてしまい、それは困ると、本人と押し問答を始めた。

私自身は、医師と患者の関係は良い時もあれば悪い時もあり、くっついたり離れたりしながら時間を重ねていけばいいと思っている。しかし、本人の求めがないところには関係は生まれない。「病院に来ない患者」「医師の診察（面接）を求めない患者」との間には、治療関係は成立しないのだ。それに「メリットはない」と言われてしまえば、私としても、もう立つ瀬がない。

「それでは仕方ないですね。もう一度ご家族で話し合って、どうするか考えてください」と伝え、男性の家をあとにした。いつも診察する机の横には、きっと何度も読み返しているであろう、「がん放置療法」の本が置いてあった。

がんの問題を抱えて生きていく人たちのことを、「キャンサーサバイバー（cancer survivor）」と呼ぶ。キャンサーサバイバーには、この男性のように実際にがんを抱えている人だけではなく、がんと診断され治療を受けたのち、まだ再発していないが不安を抱えている人までが含まれる。「がん患者の生き残り」ではなく、「がんにかかわるすべての患者、がんと生きていく人たち」という大きな意味に最近ではなっている。

キャンサーサバイバーのなかには、人間関係の不調を抱える人も多くいる。私の経験から、まず「人嫌い」になる人がいる。そして、「他人との接触を避ける」傾向が生まれる。他人のなかでも最も不快なのが医者だ。医者との接触により、患者は自分ががんであることを嫌でも思い出し、普段は紛らわせていたがんに対する不安が呼び起こされる。さらには、まだ自分も考えていなかったような問題を医者から告げられるのではないかと、びくびくしながら過ごすことになる。

「もしかしたら、医者は自分が気がついていない、身体のなかの問題をすでに知っているのではないか」

「隠されているだけで、医者には自分の将来が見えているのではないか」

そんな疑念に支配されてしまえば、この男性のように病院や医者から離れていこうとするのもよくわかる。厭世的になり、うつ状態になる患者も多い。

そんな心理状態の患者にとって、「がん放置療法」は、心のよるべになるのだ。がんを抱えながら生きていくことは、あまりにも精神的に負担が大きい。いつもがんのことを考えてしまう。そんな心理状態の人に、「がん放置療法」が優しくささやきかける。「そのがんは放っておいてもいいいんだよ、病院に行かないほうがいいいんだよ、医者とかかわるとろくなことはないよ」と、人嫌いで厭世的な患者の心を慰める。「自分の人生は自分で選択して生きていけばいいいんだよ」と励ましてくれる。

この男性に、「『がん放置療法』のやり方に賛同していることはわかりました。そのやり方で、やれるところまでやってみましょう。そのお姿を見守っていきますから」と話すと、ぽかんとしていた。しかし、この男性が私に心を開くことはとうとうなかった。

一度尋ねてみたことがある。「この本を書いた先生の診察を受けてみる気はないのですか？　直接お会いすることで、いろいろな考えがさらに深まると思いますよ」と。

返事はこうだった。「その必要はない。私はその医者に会いたいんじゃなくて、この本を読んで、このやり方で自分の身体をコントロールしていきたいんだ」

がんの問題を抱えて生きていくキャンサーサバイバーは、助けを求めず、みずから孤独な道を進もうとする時期がある。在宅診療は、身体の不調で通院ができない患者だけではなく、精神的に孤独な道を進む「ひきこもり」の患者に到達できる可能性がある医療だと感じている。実際に、「ひきこもり」のがん患者とは、かかわり続けることでよい関係を構築できることもある。

多くの医師は、がん放置療法に対して、医学的に危険な言説であることから批判を続けているが、本当に問題なのは、医師が診察することのできない、医療の手が届かない患者がたしかにいるという現実である。病院で働いているとそのことを忘れてしまうが、「ひきこもり」のがん患者が病院に診察を受けにくることはない。そんな患者に「がん放置療法」は肯定的なメッセージを届け、心を慰め続けている。

私は、「ひきこもり」のキャンサーサバイバーの人とどう向き合っていけばいいのか、まだわからず困惑し続けている。自分の慈愛が患者に届かないのであれば、「がん放置療法」を上回る毒を用意する必要があるのかもしれない。

「食べられない」患者に「食べさせる」

開業してから早いもので五年が過ぎた。

この五年の間にも多くの出会いと別れがあった。別れの多くはがんの患者たちだ。すでにがんが進行し、それでもなお病院ではなく家で過ごしたいという人がいる。「最期まで家で過ごしたい」という気持ちが強い人たちだ。

そうした人たちがいるだろうことは、病院で勤務していた時から想像がついていた。しかし、そのような人たちだけではないことに徐々に気がつき始めた。

病状が悪化して病院で寝たきりの状態になり、間もなく亡くなるであろうと医師から説明を受けた家族の人たちが、私の医院に来て「家に連れて帰りたい」と話すことがある。本人はどう思っているのか、と尋ねても、本人はともかく自分（家族）は家に連れて帰りたいのだと話される。なぜ病状が悪いのに家に連れて帰りたいのかと、その心中を聞くとみなが同じことを言う。

「今のまま病院に入院していても、何もしてくれない」

しかし治療の内容を聞いてみると、点滴を連日受けていたり、酸素の投与を受けていたりし、決して放置されているわけではないのである。実際に病院へ患者の様子を見にいくと、清潔なベッドで、きちんとした看護ケアを受けている。病院のスタッフに話を聞いてみると、きちんと治療やケアをしていることがよくわかる。客観的にみても、診断も治療も適確な患者ばかりだ。それでもなお、「何もしてくれない」と家族は感じているのである。

「何もしてくれない」というのはどういうことなのですか、と尋ねると、このような家族はいつも同じ答えを返す。

「何も食べさせてくれないのです。何かを食べさせようとすると、いつも止められます」

さらにくわしくあれこれ尋ねると、多くの家族の話から、病院側の対応がみえてくる。病状が進行すると、当然、身体の力が衰弱し、食べることができなくなる。これは自然な死への過程において、誰もが避けられないことだ。

病院では、食べられないことを客観的に判断するために、耳鼻科医や言語療法士といった専門家、時には「嚥下チーム」と名づけられたチームが患者の状態を評価する。そのような専門職がいない場合には、看護師、主治医が実際の嚥下運動をみながら判断する。

そして、患者が嚥下運動ができないほど衰弱すると、この患者はもう「食べられない」という判断が下される。すると主治医から絶飲食の指示が出され、一切の食事が出されなくなる。医療者は回復する見込みがある状況での嚥下訓練には熱心だが、ひとたび「食べられない」と判断した、衰弱が約束されている患者に対しては、食事をさせること自体が危険なこととなる。

「食べられない」と判断したことが、医療職から家族に伝えられる。食べられなくなった理由として、家族は病状の悪化についてくわしい説明を受ける。それを聞いて「ああ、そうですか。仕方ないですね。もう食べる力がないのであれば今後は点滴だけで」と納得する家族もいるのかもしれない。プロの医療職が「食べられない」と判断するのなら、もう仕方がないと。しかし、今まで私が出会った家族はそう考えなかった。「病院は食べさせる努力すらしないまま、食べさせないことを決定している。病気が悪くなっていることはよく理解している。でも何も食べさせないままで死を待てと言われても納得できない」と言う。

病院の医療職の苦悩もよくわかる。嚥下機能が落ちた患者に「なんとか食べさせてあげよう」と熱心にケアしても、万一誤嚥しそれがもとで病状が悪化すれば、今度は家族から責められる立場となってしまう。患者のためにと熱心にケアした医療職が、家族に責められるのだ。「患者に害を与えることなかれ」の大原則からも、医療職は病院のなかでは食べさせにくくなる。

病院のなかで起こることは、病院の責任。家で起こることは、家族の責任になる。せめて何か食べさせてあげられないのかと求める家族に、病院側は「それなら家に帰って自由にするといいですよ」と退院を助言する。これは自然なことだと、かつて病院で勤務していた私は思う。

「食べさせない」状況での看取りは、家族にとってはただ死を待つだけの時間となる。そして、愛する家族のために何かできることはないかと考える人たちが、私の医院にやってくる。

こうして、「最期まで家で過ごしたい」と切望する患者だけではなく、「最期は病院で過ごさせたくない」と切望する家族のためにも在宅医療があるのだと、私は開業してから知った。そして、実際にそのような患者、家族を引き受け、家で食べさせるためのケアや工夫をするようになった。

市販されているあらゆる嚥下に適した食材、薬剤を試し、食べさせるためのコツを一緒に考える。また、「もっと食べさせてあげたい」という家族のはやる気持ちにブレーキをかけながら、それでも食べられるものを探すようにしてきた。

同僚の看護師が遺族へインタビュー調査をしたところ、家族は「患者がむせてしまうこと」に強い気持ちの負担を感じることがわかった。また、私が自分で企画した神戸市内の遺族調査では、家族は療養中の食事を調理すること、また食欲が低下した患者に食事を食べさせることに難しさを感じていることがわかった。

患者が病院から家に帰ったからといって、私が医師としての責任を放棄することはない。「家で起こることは家族の責任」と医療者から突き放された家族が、食べさせようとして患者に害を与え、調査の結果と同じくつらい気持ちを残すようなことがあれば、私の提供している緩和ケアは失敗だ。話し合いながら、うまくいくこと、いかないことを一緒に積み上げていくことが大切なのだ。

もちろん、患者が家に帰り、私が緩和ケアを提供すれば、病院で見放された患者が食べることができるようになる、ということはない。少し食べられるようになる時期はあるが、やはり、一ヵ月もしない間に亡くなってしまうこともある。それでも家族は、家で過ごした期間は有意義だったと思っていることにたびたび気づかされる。

先日も、同じように病院では何も食べさせてもらえず過ごしていた寝たきりの末期がんの患者が、家族の強い意向により家に帰った。その患者は短い時間で亡くなったが、最近受け取った私宛の手紙には、病院で制限を受けていた暮らしに比べて、家で過ごした最期の日々には後悔がないことが書かれていた。

「食べられない」患者に対して、病院は安全第一という考えから食べさせることができなくなる。これはケアに対する責任が生じる以上、これからも致し方ないことと思う。ケアとしての点滴を含めた食べること以外のケアを洗練させ、家族と一緒に病院でのケアを構築していく努力がこれからも必要だろう。

点滴をするのかしないのか、するなら量をどうするのか、といったことのエビデンスを探し続けることも必要だろう。しかし、「食べられない」患者に対して、なお食材、調理、あらゆる工夫で、食べさせる努力を医療者が続けることが、本質的なケアとなるのだと私は断言したい。それは、病院で禁じられていることを在宅で放置し、無責任に家族に許すことではない。「食べられない」患者になお「食べさせる」ことは、家族にとって愛情の具現化であり、亡くなりゆく人に対する、ケアの概念を超えた、生前供養でもあるのだ。

病院内で十分なケアと治療を受けていてもなお、不満があり家に連れて帰りたいと言う家族と向き合いながら、いつも考えている。愛する人が亡くなりつつある時に、この家族ができる最高の生前供養は何なのだろうかということを。その具現化を手助けすることが、医学やエビデンスを超えたもっと本質的なケアなのではないかと私は思案している。

看病・介護の知恵を積み重ねる

「医者に、（がん患者である）『私はどんなものを食べたらいいでしょうか』と尋ねたら、『何でも好きなものを食べたらいいです』と言われました。食欲がない私にとって、その言葉はありがたい助言というよりも、見放された気持ちになりました」

ある遺族調査を通じて知った患者の言葉である。

医師にしてみれば、食欲が落ち、悩む患者に「好きなものを食べたらいい」と言うことで、無理に食べることから解放しようという気持ちがあったのかもしれない。しかし、何でも好きなものを、と言うだけでは、患者・家族が今日の夕食のおかずを何にしようかと悩む気持ちに応えることにはなっていない。

私のように料理が下手な医師には、どんな食材をどんなふうに調理すれば美味しく食べられるのか、自分の患者にアドバイスはできない。仕方なく、科学的な考えをもとに患者に指導しようとしてしまう。タンパク質は何グラムで、糖質を中心に、一日のカロリーはいくらぐらいで、と。

患者は食事を通じて、肉体を維持するための物質的な糧を得ているだけではなく、生きている実感を得ている。生きている実感が自分の手からこぼれ落ちそうになっている患者にとっては、「何でも好きなものを食べたらいいです」と言われることは、「自分で生きる方法を探しなさい」と言われているようなものなのだ。見放され、突き放されたような気持ちになってしまう。

病院では、化学療法中の食事についてがん患者にある程度の指導がされる。その中身は、「何を食べてはいけないか」という特定の食材の禁止が主である。刺身のように喉ごしがよく、食欲の落ちた患者にとってとても食べやすい食材も、生ものは感染症の原因になるからと禁止されることもある。

また、病状の進んだ患者に対する食事指導は、ほとんど具体的なものはなく、「好きなものを」「消化のよいものを」「バランスよく」といった、まったく役に立たない助言ばかりである。食事を生活の営みの中心として真正面から取り組むリクエスト食のような試み[1]や、管理栄養士が主催する家族への食事指導実習[2]などもあるが、ホスピスに入院したごく少数の患者にしかその恩恵はない。

こうして何を食べたらよいのかわからなくなった患者・家族は、インターネットや新聞広告を通じて、実効的な情報を得ているのではないか。「○○でがんが消える」「○○を食べるな」「○○を食べろ」、そうした明確なメッセージが含まれた本が数多く売られているが、このような本から毎日の食事の情報を得ているのではないか。さらに、サプリメントを含む民間療法を取り入れる患者・家族は、具体的な食事に関する指導を医療者から受けられないことで、自分たちなりに考えて行動しているのではないか。そう私は推測した。

そこで、研究を企画し、実態を調査してみることにした。病院に入院して療養している患者・家族ではなく、私が在宅医療でかかわっているような、実際に自分たちで食事、調理をしている自宅療養の人たちを対象に、二〇一四年に調査を行った。[3] 神戸市内の四つの診療所がかかわった二〇〇名のがん患者の遺族に、患者の生前、食事や料理に関してどのようなことに困ったたか、またどのようにしていたかを尋ねた。

すると、食事や食品についての情報入手先を問う質問では、書籍・雑誌・新聞（四八％）、医療者（四六％）という回答が多く、やはり医療者以外からも多くの情報を得ていることがわかった。また、積極的に摂取した食材は、お茶（六四％）、乳製品（六二％）、大豆食品（六〇％）、制限した食材は、アルコール（四九％）、脂質（三一％）、塩分（三一％）がそれぞれのベスト3だった。それらの食材がよい、あるいはよくないという科学的根拠はないことから、自分たちなりに考えていることが読み取れた。そして、補完代替療法を四三名（三二％）の患者が取り入れており、摂取していたのはサプリメントやビタミン剤（二八％）が多かった。高価な民間療法を取り入れているケースは予想していたよりも少なかった。

がん患者（再発し、病状が進んだ患者）にどのような食事がよいかについて、具体的な研究があるわけではない。そのため、一般的に健康によいと考えられているものを摂取していることがわかった。予想どおりの結果だった。

さらに、同時に行われた調査から、全体の五七％の遺族が、患者の食事について困難、負担感を感じていたことがわかった。日々の食事に関する相談を医療者にできたと返答した遺族は多かったが（六〇％以上）、具体的な食材の助言などを受けていた人は少数だった。そして、医療者から食べ方の指導を受けた経験が多い家族ほど、日々の食事に困難を感じていた。繰り返し医療者に相談しても、結局自分たちの悩みを解消できなかったことがうかがえる。また医療者も、実効的な助言ができなかったことがわかる。[4]

これらの調査から、がん患者の食事ついては、まだまだ多くの問題があることが明らかになった。医療者も「何でも好きなものを食べたらいいです」と言うくらいしかなく、うまく指導できていない。それは時間がないからではなく、「どのように指導、助言したらいいのか、その方法すらわからない」からなのだ。医療者は、病状が進み食欲がなくなった患者から「何を食べたらいいですか」と訊かれても、ただ絶句するしかないというのが現状だ。

今後、どのような取り組みをしたらよいのだろうか。私は、診療する患者とその家族に教えてもらうようにしている。実際に自分が食べてうまくいったことをくわしく聞き、食材や調理法を教えてもらう。

そして、次に出会う同じ悩みを抱える患者・家族に伝えていく。同じ悩みを抱える患者・家族は、同じ町内の隣のブロックに暮らしているのにもかかわらず、交わることなく、お互いの悩みを語り合うことができない。また近くにいても、時間的に離れていることも多い。去年悩んでいた人と、現在悩んでいる人。すぐ目の前にいたはずなのに、一方はすでに亡くなり、出会うことがない。

このように積み重ねても消えていく、食事や調理法の工夫だけでなく看病や介護の知恵を蓄積し伝えていく方法はないかものかと、私は考えているところである。

緩和ケア応用の試み、そして挫折

自分のなかでしだいに大きくなっていた思いが、最近はっきりと形になってきた。私は、主に終末期のがんの人たちに緩和ケアを提供してきた。これをもっと多くの人たちに応用できるに違いないと思い、がんと診断されて間もない時期（早期）から、またがんではない人にも、緩和ケアを提供する試みを行ってきた。

今まで緩和ケアの発想が及ばなかった領域に自分が飛び込むことで、何が変化するか体験してきた。新しいチャレンジにおおいに心を躍らせ、時代の最先端をゆくケアを実践する興奮に一時は夢中になった。

先天性疾患、神経難病、認知症、心不全、そして慢性疼痛。ありとあらゆる疾患の患者と家族に、自分が緩和ケアの専門家として身につけた、症状緩和の薬物療法、患者との対話方法（コミュニケーション）、家族ケアを応用し実践してみた。自分は緩和ケアの専門家であるという自負を強くもっていることはもちろん、信仰に近いほどその方法論の正しさを盲目的に信じていた。

開業してから五年間、自分のクリニックだけではなく、ほかのクリニック、総合病院と、複数のフィールドでの活動を通して、緩和ケア実践をより広い範囲に広げようと挑戦してきた。今の自分の思いを、恐れずにこう書きたいと思う。

新しい挑戦の五年間は失敗だらけだった。しかも、致命的といってもおかしくない失敗も数多く経験した。そのうち、私の心に残り、今も考え続けている三つの出来事について書いてみたい。

症状緩和の挫折

がん性疼痛へのアプローチは、慢性疼痛の患者には有害である。

がん性疼痛に対しては、「強い痛みがあれば、医療用麻薬の投与を躊躇しない。副作用に注意しながら十分量を投与する」、そして「痛みがあれば、レスキュー薬（頓服薬）を回数を制限せずに投与する」、この二つの原則がある。これを慢性疼痛の患者に適用すると、どうなるか。患者の痛みが軽減することはなく、そればかりか、医療用麻薬の依存症になってしまうことがあるのだ。

鎮痛薬のことを、英語でpainkillerという。言い得て妙な語感だ。しかし、医療用麻薬はたしかにがん性疼痛にはpainkillerだが、慢性疼痛には十分な効果がないこともある。がん性疼痛のように痛みを最小化しようとしても、慢性疼痛の場合はうまくいかない。つまり医療用麻薬は、痛みの種類によってはThe king of painkiller（最強の鎮痛薬）ではないのだ。青天井の増量ルールに従って医療用麻薬が多く投与された結果、最悪の結果を招く。開業後二年目には、そんな患者をあちこちの医療現場でみるようになっていた。そして私もついに、本物の医療用麻薬の依存症に遭遇した。

総合病院で、あるがん患者の痛みに医療用麻薬が投与されていた。しかし、痛みの性質や画像をよく調べると、痛みの直接の原因はがんではなかった。この患者はたしかに以前はがんが身体のあちこちにあったのだが、治療によりそのほとんどが消えていた。「がん患者が痛いと訴えれば麻薬をきちんと使う」という教育効果は、現在では市井の医師にも相当広がってきている。がんとは関係のないこの患者の背中の痛みに対しても、医療用麻薬がかなり大量に投与されていた。そして私のところに紹介となった。

おかしな行動がたくさんみられた。速効性のある医療用麻薬を一日八回以上使うことがほとんどで、痛みだけではなく、気持ちを落ちつかせるためにも服薬している様子だった。タバコを吸うように速効性の医療用麻薬を使っており、その薬が減ることに異常な恐怖を感じていた。

「私は痛みで苦しみたくない。私にとって一番大切なものは痛み止めなのよ」

患者は毎日、薬を使った時間、回数を紙にきちんと書き留めていた。私は治療者として最初は好感をもってその習慣を見守っていた。しかしやがて、医療用麻薬がなくなることに患者が相当な恐怖を感じるらしいことがわかってきた。

「もし薬がなくなったらどれだけ苦しい思いをするのか、先生にわかるの？」

がんとは関係のない痛みであることがわかりながらも、本当は使わないほうがいい医療用麻薬を減量することができずに、時間が経っていった。ほかの鎮痛薬を併用しながら医療用麻薬を減量することを提案すると、患者は驚くほど怒りだした。「先生は、私に痛みを我慢しろって言うの？」。どう対処したらよいのかわからないまま時間は過ぎた。

その患者と私の関係は悪化し続けた。診察はいつも険悪なムードになった。

とうとうある時私は唐突に、もうこれ以上医療用麻薬を使っての治療はできない、総合病院で診療を受けるようにと患者に話し、診療を打ち切った。自分一人でこの患者を診察することに恐怖を感じた私は、紹介されてきたもとの総合病院でまた治療を受けるように促した、というよりも、逃げ出したのである（その後、この患者はきちんと総合病院に通院し、治療を受けている）。

大きな挫折感だった。自分は医療用麻薬の使い方に習熟し、その絶大な効果も、そして副作用も理解しているつもりだった。しかし、目の前にいる医療用麻薬の依存症の患者をどう治療したらよいのか、どう付き合ったらよいのか、まったくわからなかったのだ。

私は自分の無知を恥じ、慢性疼痛の治療にかかわる専門家の職場を何ヵ所も見学しては、がん性疼痛への治療アプローチとの違いを聞いてまわった。日本には数少ない薬物依存の専門家にも意見を聞いた。国内には、薬物依存を十分に扱える病院がまだほとんどないことも知った。

対話、コミュニケーションの挫折

ある先天性疾患で寝たきりの患者に、がん患者との対話と同じようなやり方でかかわった途端、診察を一方的に打ち切られた。

十分に話を聞くことがよいことだと信じていた私は、何が自分に足りないのかさっぱりわからなかった。しかし、この患者にかかわる訪問看護師の話を聞いて、あることに思い当たった。

　私は、予後が一ヵ月未満のがん患者との対話を続けていくなかで、心を寄せ、密接な関係を「短時間に」つくる癖がついていた。ホスピスで一緒に働いていた精神科医に、「あんなふうに手を握り、優しく声をかけ、ベッドサイドに座り続ける。たしかに美しい対話だけど、精神科ではありえないやり方だ」と言われた時は意味がわからなかった。しかし、先天性疾患や神経難病、そのほかの難病の患者は、長い年月、自分の病気というより、不自由さや障害と向き合ってきている。私のアプローチは拙速すぎた。「三日で心を通わせる」方法ではなく、「三年一緒にいても圧迫感がない」対話に努めなくてはならないのだ。

　長年医療者と付き合う先天性疾患の患者は、その関係の酸いも甘いも身体に染み込んでいる。時には裏切られ、時にはぶつかり傷つきながら、黙り込み、じっと相手を見ているのだ。本当に信頼して大丈夫だろうか、また自分が傷つくのではないだろうかと、患者はとても恐れている。そこに緩和ケアの専門家が、ぐいぐいと強引に入り込んでくれば、心の鍵をかけて追い出すほかなくなってしまう。

　私はさらに挫折を深めた。そして、医師と患者がどのような関係になるのがよいのか、ホスピスの勤務を離れてからずっと考えてきた。相手の力を信じながら、自立の手伝いをするにはどうしたらよいのか、疾患の障害を医療の力で解決しようとするのではなく、彼らの力で生きていく方法をともに開発するにはどうしたらよいのか。考えのもとになったのは、先天性疾患や難病の患者たちの援助を行う、主に障害支援を専門とする方々からの学びであった。

緩和ケアを専門と自任してきた私は挫折を味わい、まったく異分野の専門家に教えを請い、独力で一つひとつ自分の診療に取り入れてきた。それでもまだ足りない。緩和ケアを広く応用することはやめて、やはり「がん」と「終末期ケア」に閉じこもったほうがいいのではないか、そんなふうにも考えた。自分がかかわることで、かえって患者・家族に不利益が生じ、害にすらなるのではないかと落胆した。

家族・遺族ケアの挫折

家族も第二の患者としてケアの対象であるということは、緩和ケアの大切な視点である。もともと私は医師として本能的に、見守る家族の苦悩を理解し、言葉をかけてきた。緩和ケアに魅了されてからは、より専門的な視点から家族ケアを実践してきた。とくに在宅医療の活動を始めてから、自宅で看病を実際に行う家族は、病院で療養する患者の家族よりもずっと大きな不安や恐怖にさらされることがわかった。

家族に看病の仕方、ケアの方法を一つひとつ教えながら、最初は不安な面持ちで「先生も看護師さんも、もっとうちに来てください」と話していた家族が、「もう大丈夫です」と自信を深めていく姿をみて、私も家族ケアに新たな手応えを感じていた。

しかしある時、その手応えが吹き飛ぶほどの体験をした。がんになり、家で過ごす夫を懸命に看病する女性にかかわった時のことだ。

当初は「何もわからない」と不安そうだった女性は、時期がくれば必ず病院に入院すると話していた。私と看護師は頻繁に家を訪れ、時には休日の大雨のなか往診したこともあった。会うたびに、女性がわからないと言うこと一つひとつに答え、ケアの仕方を教えた。積み重ねた時間とともに、女性も自分のケアに自信を深めていく様子だった。

ある時、特殊な処置が必要になり病院に入院したことがあった。わずか数日で、女性は「早く連れて帰って家で一緒に過ごしたい」と話した。以前から時期がくれば入院すると話していたので、そのまま長く入院すると私は思っていたのだが、女性は、「自分がやってきたケアの仕方が、ここではまったくできない。大事な夫のケアをここでは取り上げられてしまう」と話した。

そして夫を家に連れて帰った。だが、間もなく病状が悪くなってきた。病状の変化につれてケアの方法も変わっていくため、家族は息をつく暇もないほどだったが、見事に毎日を乗り越えた。そして、ついに家族全員で看取りの時を迎えた。

看取りの直後、女性は私に、「夫との、二度目の新婚生活のようでした」「毎日大変だったけど充実していた。別れは悲しいけれども、どこか自分としてやり遂げたという気持ちがあります」と話した。

それから一ヵ月後。私は往診の合間にこの方の家に行き、仏壇の前で手を合わせた。残された女性は、以前と同じように、「在宅医療がこんなにいいものだということをみんなに教えてあげたい」「先生、また時々来てくださいね」と話した。介護を通じての成長というのはこういうことなのかなと私は思った。

さらに時間が経ち、一年も過ぎた頃だっただろうか。私は久しぶりに女性の家に寄り、呼び鈴を押した。

出てきた女性の表情は以前と違い、暗い。以前のように部屋に通されることはなく、門を挟んで話すだけだった。「先生もお忙しいでしょうから……」と、明らかに私を避けている様子だった。

私は戸惑った。そして、いろいろと考えた末、一つのことに思い当たった。

病院に勤務している頃、患者さんの死後一ヵ月ほどが過ぎると、病院に用事があったからと遺族が私に会いにきてくれることがあった。しかし全員ではなかった。また、死後一年が経つ頃に遺族会を開いていたが、そこはだいたい一五％くらいの出席率だった。

もっと多くの人たちに家族（遺族）ケアができたらどんなにいいだろう、そう私は考え、遺族会を欠席した家族にケアを提供する方法を思案したりした。開業してからは、時々思い出したように遺族の家に立ち寄り、声をかけるようにした。病院で働いていた時にはできなかったケアを、在宅医療の現場で実行しようと思ったのだ。

しかし、ともに看取りに向かって力を合わせた医療者と家族は、時間とともに冷静になる。遺族は、次の人生に向かわなくてはならない。「もうそっとしておいてほしい」、門の向こうに立つ女性の目にはそんな思いが浮かんでいた。

かつては、患者さんへのケアの完成と介護を経ての成長を通じて、死別の悲しみよりも、何かを達成した悦びを共有した女性と私だった。しかし、時間は過ぎて冷静になり、まるで熱狂から醒めたような女性の心には深い悲しみだけが残っていた。

女性にとって私と会うことは、当時を思い出し、悲しみを増幅させるだけとなってしまったのだと気づいた。家族ケアは、お互いの関係性とそして、時間の流れを意識することが大切なのだと悟った。

現時点での限界を知る

早期からの緩和ケア、がん以外のすべての疾患に緩和ケアを。

この思いを抱き、実践し挫折した一人の医師の体験を率直に述べておきたい。

緩和ケアの専門家は、本当にあらゆる患者に対し緩和ケアを提供できるのだろうか。一人の医師にはできないなら、多くのほかの分野の専門家に緩和ケアの実践を教育すればいい、そう考えてこの一〇年近く自分なりに奮闘してきた。しかし、私が痛い目に遭いながら身につけたことをどのように異分野の専門家に伝えればいいのか。また、異分野の従来の医療アプローチと緩和ケアとをどのように融合したらいいのか。今のところ私にはわかっていない。

正直にこう伝えたい。私が熱心に取り組んだ緩和ケアの実践は、「終末期の緩和ケア」であって、「早期からの緩和ケア」「がん以外のすべての疾患への緩和ケア」には応用できない。時には有害ですらある。私のように「緩和ケア」を身につけたと思っている医療者は、実は限定された緩和ケアを身につけたにすぎないこと、自分の技術が広く通用しないことをわかっておいたほうがいい。

どうかこの分野にかかわる医療者の方々は、緩和ケアを広める努力をしつつも、自分たちの現時点の知識と経験の限界についても自覚的であってほしいと思う。

第４章

緩和ケア医を生きる

なぜ緩和ケアの医師になったのか
——Care for the carers

「なぜ緩和ケアの医師になったの？」。よく訊かれる質問だ。最近も同じ質問をある方から受けた。そんな時には、「いろんな患者さんとの出会いがあってね」とか、「緩和ケアについての本にとても影響されて」とか、「本当に必要な医療なんだと心から思って」などと答えている。しかし、本音ではない。今までどこでも話したことのない、書いたことのない個人的な体験が、私を緩和ケアへと導いていき、私は医師として成長してきた。

いつ、そのことを書こうかとずっと迷っていたが、一度過去を振り返り昔の自分と向き合うのもよい、そろそろそういう時がきたのかもしれないと感じた。ここで挑戦してみることにしたい。

＊

私が医師になったのは一九九六年。妻との結婚はそれから間もなく、九七年のことだった。恵まれた家庭に育ち、幸せに守られた子ども同士の結婚だった。社会の仕組みもよく知らず、右往左往しながら、未熟ながら自分たちの生活をも少しずつ築いていった。

私の仕事の異動により、私たちは縁もゆかりもない三重県の小さな町に移った。とくに妻はそこで、孤立した気持ちで暮らすことになった。そんな最中に子どもができ、そして無事出生した。髪の毛がまったくない子どもだった。

小さい時はこういうものかととくに気にすることなく、慣れない育児が始まった。うまく母乳を飲むことができず、すぐに機嫌が悪くなった。また、よく鼻が詰まった。きっとどこの家でもこんなふうに大変なんだと思いながら、必死に育児を続けていた。

そんなある日、妻と子どもが車で移動中に子どもがけいれんし、救急車で総合病院に運ばれた。仕事中に報せを受けた私が病院に駆けつけると、そこで小児科の医師から、聞いたこともない先天性疾患の病名を告げられた。内科の医師である私はまったく知らない病名だった。

病院に運ばれるまで子どもの病気にまったく気がつかなかった自分の無力さに私は落ち込み、これからどう子どもを育てたらよいのか、自分はどう生きていったらよいのか、絶望にも似た気持ちになった。今まで経験したことのない感情だった。

小児科の若い医師から、病気のあらましや遺伝形式など、教科書に書いてあるようなことについての説明を受けた。自分でも資料を取り寄せ、その病気について学んだ。子どもは一週間もしないうちに退院した。しかし、今後どうやったら治療できるのか、この子を育てていくにはどうしたらよいのかということは、小児科の医師も教科書も、何も教えてくれなかった。それも当たり前で、この病気に根本的な治療方法はないのである。

私も医師だ。医療が何もできず、何から手をつければよいのかすらわからないという状況に、立ち尽くしてしまった。病名がわかり、原因と病態がわかれば次は治療、というステップがまったく通用しない状況だった。

小児科の医師に、これからどう育てたらいいのか尋ねたが、彼らだって同じような子を育てた経験はないから何も答えられない。医師の役割の限界も知った。

そんな時、同じ病院のベテランの医師からある家族を紹介された。その方の子どもにも同じ病気があり、「もしも同じ状況の家族がいれば、ぜひとも自分を紹介してほしい」と、患児の親として名乗り出ていた。

私たち夫婦はすぐにその方と会った。自分の子どもと同じ疾患を抱えた子どもが成長した姿に安堵するとともに、その風貌の特異さに、普通の子どもとの差異に、落ち込んでしまった。乳児期にはまだそれほどではなくても、時間とともにずいぶんと疾患の特徴的な風貌が目立ってくることを知らされたのだ。それでも子どもに対する毎日の身体のケア、咀嚼や鼻閉の対処法を教えてもらった。医師よりもずっと頼りになる存在だった。

またインターネットを調べると、米国にはすでに患者・家族会があり、熱心な活動をしていることがわかった。家族向けのケアに関するリーフレットも複数あり、私はそれらをすべてを取り寄せて学んだ。

私は医師として、「病気を治す」医療の限界を実感し、それでも「病気とともに成長する」子どもに対し何ができるのかを学んでいった。子どもの成長に必要な毎日のこと、「ケア」の存在と価値を、自分の体験を通じて知った。夫婦力を合わせて明るく育てていこう、子どもに必要なことをしていこうと、時に滅入り、時に笑いながら過ごしてきた。普通の子どもならどんなに楽か、どうして自分たちにこんなことが起こるのかと思う時もあった。

また、私は医師として別のことを考え始めていた。将来この子が大きくなった時、彼に病気のことをどう伝えたらいいのだろうか。病気のことを知識として伝えるのではなく、彼が生きていくうえで、どう自分なりに受容するのか、落胆せず生きていく希望を与えるにはどうしたらよいのかを考え続けていた。「治らない病気になった」ことを、どう伝えたらいいのか。この問いに答えてくれる医師は誰もおらず、もちろん教科書にも載っていなかった。

先天性疾患を抱えた子どもの育児を通じて、私の仕事の仕方はずいぶんと変わっていった。「治らない病気がある」という医療の限界を知り、診断・治療を柱とした医学では患者を支えきれないことに意識的になった。ケアの重要性、とくに身体のケアの仕方を、医療者が患者・家族に教えていくことを大切に考えるようになった。患者の生活を支援するとはどういうことなのかを追求するようになり、「治らない病気になった」患者にどう向き合い、彼らにどう説明すればよいのかを模索した。

こんな心境の自分にとって、がん患者に対する治療としての緩和ケアは、一つの希望となった。治らない患者に何をすべきなのか、がんを告知するにはどうしたらよいのかは、自分自身の苦悩と同一平面上にあった。

自分が診療するがん患者が最後まで生きていくのを支えながら、私は、彼らに哀れみや憐憫を感じることはなかった。苦しみながらも希望をもち生きていく彼らの姿から、多くのことを学んだ。また彼らは、病気を治すことのできない私に、信頼を寄せてくれた。この信頼を通じて、私自身が、子どもとの関係をどう築いたらいいのかということを教えてもらった。

この個人的な体験を経て、私は子どもを育てながら、手探りで緩和ケアの実践を始めた。終末期のがん患者を率先して受けもった。家で最期まで過ごしたいという患者には、当時できたてだった訪問看護ステーションの看護師と連携し、自宅での看取りも始めた。充実した活動に手応えを感じ始めていた。自分の医師としての働きが変わっていった。さらに自分を発展させたい、また、常時身体ケアが必要な自分の子どもによりよい養育と学習環境を与えてやりたいという思いから、名古屋を離れ、神戸に移ることになった。

今でも覚えている。私は病院を離れる時の送別会で、学生時代から知り合いだった大谷貴子さんが著書『霧の中の生命』のなかで述べていたことを引用して挨拶をした。彼女は本のなかで、骨髄移植を受ける際に、放射線を全身に浴びることで卵巣機能が低下し妊娠できなくなることを事前に知らされなかったエピソードについて書いている。医師は「命が助かるのだから仕方ない」と主張し、患者がさらにショックを深めていくことも書かれていた。病院のなかでは気がつかない、患者の生活や人生への視点の欠落を指摘していた。

さらに私は、私自身が自分の子どもの経験を通じて感じていたことを同僚の医師たちに語った。「患者が本当に求めていることを、医師も病院も提供できていないと思う。今の自分は、患者が求めていることと、自分にできることとの間のずれが大きいということを自覚することしかできていない。本当に患者が求めていることに応えられるように、ホスピスでさらに修行したい」と話した。

知人の児玉真美さんは、著書『海のいる風景—重症心身障害のある子どもの親であるということ』（生活書院、二〇一二年）のなかでこんなことを語っている。医療者にとって病院は「職場」だが、そこにいる患者にとっては「生活の場所」だ。職場であるという医療者の発想が、患者の生活を貧しいものにしていく。

医療者の視点や発想に「生活」がないことを見事に指摘している。多くの患者は、医療者の視点とのずれ、病院のなかでの生活の貧しさをあきらめながら、医療者にみずからを委ねなくては生きていけないというのが現実だ。

私は今、ホスピスから在宅医療へと活動の拠点を移した。それは、自分と自分の医療の実践の場を、「職場」から「生活の場所」に移動させようと思ったからだ。

さて、「なぜ緩和ケアの医師になったの？」という問いの本当の答えは、「私の家族に起こったことに深く関係していて、さらにいえば私の家族がより幸せになるため」なのだ。子どもが、私を緩和ケアの道に導いていったといっても過言ではない。妻とともに子どものケアを続け、そして成長する子どものおかげで、私は謙虚になり、人生をかけて取り組む価値のある仕事を見つけることができた。

緩和ケアの医師としてかかわる患者がよりよい状態になっていくことと、私が親としてかかわる子どもの健やかな成長とは、私のなかではつながっている。だから、仕事のなかには困難や苦労もあるが、同時に大きな達成と喜びも感じている。

子どもの人間としての成長と、自分の医師としての成長を振り返りながら、「ケアラーのケア（care for the carers）」について考えるようになった。ケアを担う人のケアをどうするか、という話だ。

私のようなケアを担う医療者をどうケアするかという、ケアの基盤を支えるための取り組みを考えることも大切だ。私の妻はもちろん子どものケアラーだが、私というケアラーを支えるケアラーでもある。子どもと自分にいつも愛情と栄養をたっぷり注いでケアしてくれる妻がいてこそ、わが家のケアはいつも充実している。

二四時間対応を続けるということ

在宅医療では、二四時間、三六五日体制で対応することを患者と約束する。サインした文書を取り交わしたうえで診療を始める。「在宅時医学総合管理料」という在宅医療の高額な管理料も、医療を求める患者と提供する医師が合意して初めて生じる。

私は現在三〇名程度の患者と二四時間対応の約束をしている。私の身一つではこれが限界のようだ。

私のように一人で開業している医師にとっては、この二四時間対応の約束はとても重いものだ。周囲からもよく、「本当にやっていけるのか」と質問や助言を受ける。「大丈夫なのか」「そこまで頑張らないといけないのか」、などなど。周囲の人たちは、二四時間対応をすることで、私が相当つらい生活をしているのではないかと案じてくれるのだ。

開業してから時間が経つと、いろいろなことが身体でわかってきた。

二四時間体制がどのくらい自分の生活を変えてしまうかであるが、実は、開業するまで勤務していた病院でも急な呼び出しや電話に対応していたので、実感としてはあまり変わらないというのが本音だ。医師になってからずっと、枕元には電話を置き、電話が鳴ればすぐに出なくてはならないという生活を続けている。

電話が鳴る頻度は、医師になってから数年間はとても多かった。入院中の患者のトラブル、夜中の救急外来に出動の要請、その他患者の状況の報告や対応の確認など、きりがない。

実は、この電話と呼び出しの多さに参ってしまい、私は脳神経外科医の道を二年目にあきらめた。身体も心もついていけず苦しんだ。夜中に呼び出され、初めて診る患者にどう処置したらよいのか、経験の浅い私にとっては相当な恐怖だった。

「いつ電話してもいいよ」と上司に言われても、まず自分で少しでもなんとかせねばという責任感で電話はできなかった。自分の対応に自信をもてずに、背筋には嫌な冷や汗が流れていた。患者の命を背負い、向き合う技術と度量が自分には不足していると感じていた。

やがて、電話の呼び出し音が苦手になり、テレビのなかで電話が鳴っても身体が固まるようになった。今もそれは多少なりとも続いている。慎重に呼び出し音の音色を調整し、身体が「びくっ」と反応せず、それでいて聞き逃さない着信音を探し続けている（ちなみに今の呼び出し音は、人気ドラマ「24」で使われていたもの。決して心身によくはない）。

ホスピスで働くようになってからは、それほど呼び出されることはなくなった。それなりに経験を積んだことにより、事前に予測できることは昼間のうちにきちんと準備しておけるようになったのだ。しかしこれは、昼間病棟で看護師とじっくりと対応を検討できるような、時間に余裕のある医師にしかできない芸当である。外来に手術と、病棟にいる時間は短くいつも走り回っている、かつて脳外科医だった自分と同じような働きをしている医師には、状況を予測しじっくりと準備をするような時間はない。忙しさのため対応の検討にもなんらかの不備が生じ、結果として残業することになり、夜中も電話がかかってくる。忙しい医師は、二四時間病院から連絡されてしまう負のスパイラルに陥るのだ。

そうならないために当直の医師がいるのだが、当直の医師では対応できない問題が起こると、結局病院にいない担当医師に連絡がいく。たとえば外科の患者の、命の危険をともなうような突発的なトラブルには、その日たまたま当直していた皮膚科の医師は無力だ。適切な処置ができないだけではなく、患者・家族に対する責任を果たせない。

医師がこのようなつらい状況から逃れるには、歳月を重ねて、臨床の最前線から一歩退くまで我慢するか、呼び出される当番を決めて休養できる日と仕事に追われる日をはっきりと区別するか、開業して二四時間対応の状況から根本的に逃れるか、しかない。

私が開業した背景には、「やりたい医療を実践する」「地域で自分の力を発揮する」という表向きの動機だけではなく、この二四時間対応から逃れたい、これ以上頑張れないという状況や、病院の運営や経営といった管理的な仕事から逃れたいという動機ももちろんあった。

それならどうして、開業してまで二四時間対応を続けるのか。周りの開業医には理解しがたいのも当然だ。

私のように開業してからも二四時間の対応をすると、生活はどうなるか。まず、自分の毎日の過ごし方が変わってしまう。たとえば先週の日曜日は趣味のオーケストラの練習だったが、朝から夜までに八件の電話と、二件の出動があった（これはとても忙しい特別な日だ）。連携している訪問看護師たちの力添えがあって、なんとか対応できる状況だ。もちろん医師である私自身が対処しなくてはならないこともあるが、もしも訪問看護師の方々が一緒に対応してくれなかったら、とても続けられないだろう。

さらに、電話での呼び出しは自分だけの問題ではない。夜中に電話が鳴ると家族も目が覚める。外出中に呼び出され、家族の予定をキャンセルしたことも何度もある。子どもが小さい頃、ドライブや行楽地に出かけた時に病院からの電話が鳴ると、妻や子どもたちは真剣な顔で「ねえ、病院大丈夫?」「もう帰らなきゃならないの?」とすぐに訊いてきた。そして、父親の邪魔をしないように神妙な顔をして静かになる。「うん、大丈夫だった」と私が言うと、とてもほっとした顔でまたはしゃぎ始める。

家族との遠出は難しく、自分の趣味は限られる。もともとそれほど好きではない出張やドライブ、旅行は最小限にしている。ゴルフ、ウインドサーフィン、スキー、ハングライダーは向かない趣味だと思う。反対に、庭・ベランダ園芸、盆栽、プラモデル、パソコン、ブログは二四時間対応に向いたよい趣味だ。私の場合、診療活動の地域内で楽器を演奏するのが趣味なので好都合だ。

もちろん、家族や仕事の都合で神戸を離れなくてはならない時もある。そんな時には、連携している別の病院の医師に頼んで留守をお任せする。それでも、患者からの連絡はまずは自分が受けるようにしている。というのは、初めて診る患者にはどう対応したらいいのかわかりにくいため、留守を任された医師は相当な緊張を強いられるからだ。私も病院勤務をしている時、一番心的負担が大きかったのは、初めての患者の対応だった。救急外来でも当直でも、気がついていない病気があったらどうしよう、何か見落としているのではないかと不安だった。また、いつもと違う病棟で仕事のペースが周りの看護師と合わずに、ついおかしな遠慮をしたり、言い過ぎてしまったりした。この緊張感は眠りを妨げる。夜中に呼び出され、心が瞬時に緊張すると、再び眠りに入ることはとても難しく、朝まで起きていたこともあった。

だから、出先でも、まだ一度も試してはいないが海外であっても、二四時間、自分がまず対応する。最近はローミングといって、海外でも日本と同じように携帯電話を使える仕組みができたので便利になった。また出先でもiPhoneで電子カルテを見ることができるので、どこからでも正確に医療情報を留守番の先生に伝えられるようになっている。

二四時間対応は、決してただ負担に感じるだけのものではない。初めての患者ではとても緊張が強いられるが、一週間以内に一度でも診察した患者であれば、何が起きているのかある程度わかる。そして、信頼関係を築いた患者との急なやりとりは、心に温かく、充実感のある思いも残る。

自分のプライベートを犠牲にして駆けつけた時、患者もその家族も、「普段お金を払っているんだから、どんな時でも診察に来るのは当たり前でしょ」という態度をとることはまずない。「本当に申し訳ない」「こんな夜遅くにすみません」「先生、ありがとう、助かった」「先生の顔を見ただけで本当にほっとした」、患者・家族からそんな言葉をよくいただく。相手に「ありがとう」と言ってもらうだけで、自分の生活の一部を差し出したことが十分に報われる。「ありがとう」と言われた途端、負担に感じていた心は晴れて、むしろ、自分が相手にとって大事な存在であること、自分の一挙一動が相手にとって光明になっていることをはっきりと感じる。つまり、相手を通じて自分の存在の意義をはっきりと意識するのだ。この実感が医師にとっては大きな力になる。

しかし今、多くの職場では「ありがとう」と相手から言ってもらえないような環境を整えつつある。その一つは、「交換可能な人材」に労働者を変えてしまうことだ。コンビニや牛丼チェーン、ファミリーレストラン、工場など、さまざまなマニュアル化された職場だけではない。すでに病院も例外ではなくなっている。

働いている職場から交換可能な人材であるとみなされていると、人は職場に対する忠誠心を失い、自分の担当外の仕事はしないようになる。「話していても目を合わせようとしない」「何を尋ねてもはっきり答えず、『確認してきます』と言ったきり戻ってこない」「コンピュータの画面ばかり眺めていて、自分のことを見ない」と、病院の医師や看護師のことを不快に思う患者にたくさん出会ってきた。しかし、医師も看護師も交換可能な存在として働いている以上、これ以外の振る舞いはできないのだ。自分の仕事と責任を限定することで、不必要な患者・家族とのかかわりを避けるようになるのは当然だ。

看護師が毎年大量に病院を辞めるのも、女性の職場づくりの不完全さや、夜勤シフトの問題だけが理由ではない。「あなたの替わりはいくらでもいる」と職場からみなされていることを、看護師たちは潜在的に感じているのだ。病院は、多くの看護師が離職する現状をどうにかしようと、仕事をマニュアル化し、新しく就職した看護師がすぐに現場で働けるようにし、その機能を一定のレベルに維持しようとしている。しかしこのマニュアル化が職場での一人ひとりの使命感を損ない、かえって離職しやすい環境をつくってしまう。こんなことがどこの病院、現場でも起こっているのではないだろうか。

私は、交換可能な働き手、医師として病院にみなされるのを嫌い開業した。だから、これからも二四時間対応を約束しながら、患者・家族にとって唯一無二の医師であり続けようとするはずだ。

多忙を極める現場では、自分の存在が患者・家族にとって交換可能であることを受け容れなくてはならないこともあろう。それでもかまわないという医師や看護師もいることだろう。しかし、病院のなかで、ただ社会の歯車となり、自分自身の存在意義を実感できないまま、プロフェッションは仕事を続けることができるのだろうか。賃金だけでは人の動機は維持できない。「先生、ありがとう」と、患者さんや家族に心から自分の存在を認めてもらうには、やせ我慢ではない、二四時間対応を続けなくてはならないのだ。

今日は休日。この時間まで電話は鳴らなかった。私もみなさんも平和な夜になりますように。

事前指示は誰のため？

自分が将来受ける治療、医療者に尊重してほしい意向、そして自分の将来設計を、患者自身があらかじめ決めておくことについてどう考えるかということが、最近よく話題になる。

主に蘇生行為に関する治療の事前指示や、今後の治療の進め方、療養場所等を事前に計画するプロセスであるアドバンス・ケア・プランニング（advance care planning）に何か大切なものが欠けていることを、私は以前から感じていた。仕組みとしては素晴らしいと思いつつも、どこか大事な視点が抜け落ちている。

事前指示は患者の意向を治療に反映するための大切なものだ。自発的に患者が事前指示書を医師に提出する場合もあり、私もそのような事前指示書を受け取った経験は幾度となくある。

しかし、どちらかといえば今の事前指示書やアドバンス・ケア・プランニングは、医療の側が主導して口火を切っていることが多いのが現実だろう。患者や家族はある日、医師や看護師から「もし呼吸停止が起こった時には、心肺蘇生をどうしますか？」「今後、病院を退院したらどこで過ごしますか？」と尋ねられる。

そのやりとりを通じて、医療者と患者の間に新たな信頼関係が形成されると私は考えている。そして、不確定な未来に向かっていくに際して、患者・家族の意向は最大限尊重されたほうがよいだろう。

しかし、事前指示書やアドバンス・ケア・プランニングには、医療システムの欠陥が深くかかわってくる。そのことに、医療者は自覚的でなくてはならない。

普段はよい医師－患者関係があったとしても、その医師は昼間の決まった時間しか病院にいないかもしれない。夜間に救急車で運ばれてきた時、患者の目の前には別の医師がいることだろう。また昼間でも、入院となれば別の医師が担当するかもしれない。もしかしたら、普段はその病院で勤務していない、いわゆるアルバイトの医師かもしれない。医師も労働者であり生活者であることには変わりない。

医師の身体の限界もある。医師が患者に対して、いつどんな時も責任を果たせるかどうか、それは自分にもわからないことだ。どんな時でも患者を優先して生活しているのかと尋ねられれば、私はノーと答える。当然だが、どの病院でも交代勤務をしながら、医療の現場を支え続けているのだ。

このように医師－患者関係は、現代の医療現場では不連続なものである。昼夜、そして療養場所が変われば、医師も変わる。

このような不連続な関係のなかで患者の意向が治療に反映されるべく、事前指示書、アドバンス・ケア・プランニングが生み出されてきたことに自覚的であるべきだと思う。事前指示書に従い、その患者と馴染みのない医師が「患者の意向」を緊急の治療に反映することで患者の権利を最大化することが、事前指示書の最大の意義である。あえていうなら、これは「必要悪」だ。

患者にしてみれば、一度心から信頼できる関係が医師との間で結ばれたら、ずっとその医師と治療関係を継続したいと思うのが当然だろう。たとえ別の専門医の力を借りることがあっても、別の病院に行ったとしても、その医師との関係を続けたいと思うに違いない。私が往診している患者のなかにも、総合病院にも通っている方はたくさんいる。そうした患者は、総合病院でも治療を受けたいという理由だけでなく、病院の医師との関係を継続したいと考え、「あの先生に会いに行きたい」と、衰弱した身体で一生懸命通っている。

一方で、患者のほうから医師－患者関係をあっさり断ってしまう場合もある。「別にそこまでして、あの先生に会いたいとは思いません」とはっきり言う方も多いのだ。そのような患者の話を聞いていると、病院の機能を信頼していても、治療者である医師個人のことは信頼していない場合がある。患者のほうから切りやすい医師－患者関係も、今どきのあり方なのかもしれない。

もう一つ、事前指示書とアドバンス・ケア・プランニングに関して感じていることがある。とくに緩和ケアにかかわる医師の、医師としての技能の問題である。

患者が蘇生行為を求めた時、医師はきちんと気管内挿管ができ、ある程度の人工呼吸管理、全身管理ができるだろうか。もちろん、集中治療室や蘇生の専門家の援助は得なくてはならない。しかし、末期がん患者に「心肺蘇生をお願いします」と言われた時、自分に技能がないことをさしおいて、「いいえ、ここはホスピスですし、あなたは末期がんです。助からないのです」と答えて、患者に「心肺蘇生をしない事前指示」を強いている現状はないだろうか。

患者がどのような治療上の要望を出してもある程度応えられる技能、そしてもし自分が応えられなければ、誰か別の医師につなぐことのできる人脈や知識。そうしたものをもっていない医師にとっては、事前指示書はただの医療者側の免責書に変わってしまう。「あなたが心肺蘇生を希望しなかったので、私たちは実行しなかった」。ここには、患者の意向を反映することよりも、医療者側の責任を回避する意味合いのほうが強く表れているということはないだろうか。蘇生行為ができないホスピス医、緩和ケア医は、自分自身の医療行為の実力の不足のために、「蘇生行為をお願いします」という患者の希望に応えられないかもしれないということだ。

基本的な医師としての技能を、私はすべての医師、そして自分自身に求めてきた。しかしそれができないのであれば、「私は蘇生行為を苦手としているので、そのようにお考えなら、別の病棟にすぐ移れるように手配します」と、さっと動ける医師を私は信頼する。医師はすべての技能を身につけることはできない。自分にできないことを患者から求められた時には、患者に代わって別の医師を探すのも医師の役目だと思う。つまり、自分自身で培った人脈も医師の技能の一部ということだ。

このように、医師－患者の治療関係、信頼関係に連続性がないという医療システムの不備、さらには医師の技能の不足が、事前指示書やアドバンス・ケア・プランニングには反映されている。

私は自分の責任の及ぶ範囲で、できる限りの努力をしてきた。自分の時間的、身体的そして技能的な限界をよく理解しつつも、工夫と努力で自分の能力を高めていきたいと今も考えている。そして、そのような個々の努力と、自分自身の提供している医療システムの欠陥を自覚しながら、患者や家族の意向が反映される治療を模索していきたい。

医師はすべての患者の臨終に立ち会えるか

先日、面識のないとある医師からメッセージが届いた。そこには、私が過去に書いた論文[1]についての感想が書かれていた。その論文は私がホスピスで働いていた時に書いたもので、「臨終に主治医が立ち会わないこと」についての遺族調査を報告したものだった。

当時私が働いていたホスピスは、多い時には日に三人、年に二〇〇人近く亡くなる場所だった。上司と私二人しかホスピスの医師はおらず、亡くなる患者全員の看取りの瞬間に立ち会っていくことは、仕事としては現実的にとてもやっていけない状況だった。そのため、勤務時間外の看取りは、患者が呼吸をしなくなってから、その日に当直している別の科の医師がまず死亡を確認し、次の日の朝になってから、ホスピスの主治医が死亡診断書を発行する、という形をとっていた。たとえば金曜日の夜中に患者が亡くなれば、主治医が土曜日の朝に休日出勤をしていた。

　よく知られていないことだが、死亡確認、死亡診断に関する法的なルールは、死亡の定義や死亡診断の手順に関して何ら規定をしていない。死亡診断書を発行することを医師に義務づけているだけである（医師法一九－二一条）。どのような状態をもってどの瞬間から死とするかは、医師の裁量に任されているのだ。だから、死の瞬間に主治医が立ち会わないこと、それまでその患者を診療したことのない当直の医師が死亡を確認することには、法的な問題はない。

　しかし、テレビドラマ等の影響もあるのか、患者の傍らにある心電図のモニターを医師と看護師と家族が見つめ、その波形がフラット（平坦、一直線）になった瞬間に医師が「ご臨終です」と死亡を宣告するのが、慣習のようになってきた。その心電図の波形が平坦になる時、あるいは患者が最後の一息を終える瞬間に居合わせようと思えば、医師は相当長い時間、患者の傍にいなくてはならない。その時間の拘束を勤務として考えた場合、少なくとも私には大きな負担であった。その一方で、死の瞬間に必ずしも立ち会えていないことの良心の呵責も、自分自身のなかにあった。

　そこで、医師が死の瞬間に立ち会うことに関して遺族はどのように考えているのかという調査をしてみた。その結果、「臨終に主治医が立ち会うことは望ましいが、立ち会わなかったからといって遺族の気持ちのつらさが高まることはない」こと、そして「臨終の瞬間に立ち会えなくても、その前に何度も病室に足を運び、患者や家族にきちんと応対していればよい」ことがわかった。

この結果によって、私自身の良心の呵責は軽減した。そしてこの論文を通じて、過重な仕事をしていた全国のホスピス医の身体的、心的な負担を軽減できたことを知った。「私のホスピスでも、夜は当直医に任せることができるようになりました。院長を説得する時にこの論文を使いました」とか、「私は今まで患者さんの最期に立ち会えないことをとても悪いことをしていると思ってきました。それでもホスピスでの仕事を続けるためには、自分がきちんと休息をとることも、大事なのだと考えていました。この論文を読んでから、臨終の瞬間にこだわるよりも、それまできちんとケアすることが大事なのだとわかりました」といった、いろんなメッセージを受け取った。

私自身、患者に本当に役立つ研究をしたいと思ってきたし、それと同時に全国の同僚のために役立つ研究をしたいとも思ってきたので、その目的を達することができ、調査後かなりの時間が経った現在も反響があることを心から喜んでいる。

今では私は在宅医療の現場にいるため、臨終の瞬間に立ち会うことはまったくといっていいほどなくなってしまった。この五年間にたまたま臨終の瞬間に居合わせたのは三、四回、せいぜい年に一度くらいのことで、とても稀なことだ。

病院のなかで働いていた時は当たり前、常識と思っていたことでも、現場が変わるとまったく常識ではないことを思い知らされることは多い。病院は、「こうでなくてはならない、その根拠はない、それでもずっとこうしてきたのだからこうでなくてはならない」という惰性が非常に強く働いている場所であることに最近は気づかされる。その「こうではなくてはならない」ということがどんなに本質的に無意味でも、その組織の内部の人間を納得させるには、やはりそれなりの根拠が必要になる。もし私の調査が、「全国のホスピスのうち、主治医が二四時間体制で直接患者の死亡確認をするところが＊％、当直医が死亡確認をしているところが＊％」という実態調査で終わっていたら、どうだっただろうか。「どこもそうなのだから問題ない」という程度の根拠では、惰性の力に飲み込まれてしまうだろう。

やはり、研究というものは、惰性の力に対抗できるだけの、より強い力をもたなくてはならない。そこで私は、「主治医が死亡を確認しないことで、家族の心を傷つけるものなのか」を調べ、さらに、「主治医が死亡を確認できないのなら、どうすれば家族の心を傷つけないのか」を調べた。このような疑問に答えることができれば、惰性の力を止めることができるかもしれないと思ったのだ。

死亡の確認を含む臨終に向き合うということは、残された家族に対する振る舞いであり、ケアであると私は考えている。そしてその振る舞いとケアこそが、亡くなりゆく人に対する敬意なのだ。

植物園の人々

浮き輪の、空気を入れるところみたいだな。

病棟の一室で、脳外科の医師になって初めて胃ろうを見た時、そんなふうに思った。ほんの少し前まで医学生だった私は、胃ろうという言葉は知っていても、それがどんなものなのかはまったく知らなかった。「あの人」のお腹についたプラスチックのちっぽけな部品が、実は胃につながっていて、人の命を支える大切なものだということが、何だかうまく理解できなかった。今からもう一五年以上前のことだ。

ある夜のこと、意識のないあの人が救急車で運ばれてきた。脳動脈瘤が破れた、くも膜下出血だった。

この頃は、たとえ数％の可能性でも、何かしら改善の見込みがあれば、執刀医は手術を勧めた。Do everything、実行可能なすべての処置、手術をする。シンプルな教義だ。回復の見込みはないかもしれないと考えていながらも、「数％の可能性にかけましょう」と医師が話せば、家族はお願いしますと頭を下げる。

上司も私も、ただ手術がしたかったわけではない、ましてや金儲けをしようと思っていたわけでもない。そこには、たとえどんなに小さなことでも、患者のためにできることは何でもしたい、救いたい、善行を為したいという信念と職業的倫理観があった。処置のすべては、テープの貼り方から手術の道具の使い方まで、一挙一動に何かしら意味があり、それは、過去から蓄積された職人的で小さな善行の積み重ねだった。そしてその習得こそが若い医師の修行だった。

手術は無事終わり、「うまくいきました」と上司が告げると、家族は安堵の表情を浮かべ、頭を深々と下げて感謝の言葉を繰り返した。しかし、手術室から病室に戻ってきてもあの人の意識は戻らない。たしかに手術はうまくいったが、脳の障害が強く意識が戻らなかったのだ。手術の直後から頻回の診察と検査が行われ、患者のわずかな問題も見逃すまいと、私も連日付き添った。家族も医師もどちらも同じく患者の回復を祈り続けた。家族は一家の大黒柱を、医師は全身全霊をこめて処置をした患者を、簡単にあきらめることはできなかった。死を食い止めるためにみな必死だった。

しかし、小さな善行を日々積み重ねてもいっこうに意識の回復はなく、時間ばかりが過ぎていく。時間が経つにつれ、点滴だけでは身体に必要な栄養を補うことができない、栄養が足りなければ回復は得られないと医師は考えるようになった。そこでまずは鼻からチューブを通して、栄養剤を胃に送り込む。そのチューブも時間が経てば取り替えなくてはならない。取り替えのたびに患者は喉を管でつつかれて苦しんだ。

いつものように、何かできることはないのか、少しでもよい方法はないのかと考えた結果、「管を入れ替えなくてもずっと栄養が投与できる胃ろうの処置をしましょう」と医師は家族に提案した。家族は黙っていた。もはや、できることすべてを実行しても意識を取り戻すことはないだろうと気がついていたからだ。こんな時は、どの家族もいつも同じ返事をした。「先生にお任せします」。

もちろん医師も気がついていた。倒れた前の日の状態に、患者を戻すことはできない。それでも、患者の身体にメスを入れて命に対する責任を引き受けた以上、意識のないまま寝たきりになっても、奇跡的な回復が期待できなくても、今日よりも明日を少しでも上向かせるための小さな善行を積み重ねていくしかない。

翌日、内視鏡での胃ろうの処置が三〇分足らずで手際よく終わると、顔の一部になっていた管はなくなり、すっきりとした本来の顔になった。「ああ、こんな顔の方だったのだ」と初めて気がついた。

点滴や栄養の投与のため管につながれる時間が少なくなり、ベッドの周りもすっきりとしてくる。そして、小康状態となったあの人の時間は止まり、日々の色彩は失われる。家族の日課には病院への見舞いが加わる。毎日夕飯の材料をスーパーで買ったあと見舞いに来る妻も、いつの間にか、まるで自分の家に帰るように、病院で暮らすあの人のもとへ「ただいま」と帰るようになってくる。

あの人と同じような状況、同じような病気で、次々に新しい患者が病院へ運ばれてくる。意識がほとんどない患者たちは、同じような治療を受け、同じような状態になる。そんな患者たちが集まったこの四人部屋は不思議な空間となる。付き添いの家族たちがいない昼間は、誰もしゃべらない静寂に満たされている。時々漏れる患者たちの咳やあくびの音。そして夕方、それぞれのベッドに家族がやってきてようやく、部屋に人の気配が戻る。

私はこの植物状態の患者が集まった部屋を「植物園みたいだ」と思いながら、毎日診察していた。植物園は慌ただしい病院のなかでも異質で、一見時間が止まっているかのようにみえる。それでも窓の外の天候は変わり、朝から夜へと光の加減も変わり、誰かが出入りすれば部屋の色彩は変化する。私だって植物園の止まった時間をかき回す色彩の一部だ。しかしみんなが部屋から出ていけば、患者たちだけになる。すると部屋にはまた静けさが戻り、そして時間は止まる。まるで誰もいない平日の植物園のように。

毎日夕方になるとそれぞれの家族が集まってくる。みんな同じ地元の人たちだ。以前からの知り合いもいる。声をかけ合いながら、まるで近所の人たちが道端で立ち話をしているような会話が病室にあふれる。

「あんた、毎日家でちゃんと食べてるか」

「おたくも大変だねえ、たまには私がみておこうか」

植物園は、同じ状況の家族同士でしかわかり合えない貴重な交流の場ともなる。

「先生に胃ろうって言われたよ。どんなもの?」

「ウチの旦那のお腹見てごらんよ。ほら、怖くないだろ」

ここでは食事時になると、独特の土色でちょっと変わった匂いのする栄養剤が同じように吊され、管を通り、小さなプラスチックでできた胃ろうから身体のなかに入っていく。

こうして植物園を毎日訪れ、返事のない患者を診察し、それでも名前を呼び、声をかけ続けていると、不幸な出来事の一日から始まった病院での新しい時間が、患者にも家族にも積み重なっていく。私も患者、家族との長い付き合いのなか、季節を積み重ねていった。

最初に患者を診た医師が看取りまで付き合うというのが、私のいた病院のルールだった。

これもまたとてもシンプルな教義だ。

病院を離れて家に帰り、ふと胃ろうの患者を思い浮かべると、「ああして生きている命に価値はあるのか」という疑問が頭をよぎった。「患者に食事の喜びはあるんだろうか、毎日どんなふうに思って生きているんだろうか、こんなふうに生きていくことは幸せなんだろうか」。若かった私の頭にはいろんな思いがめぐっていた。そんな時、私はなんともいえない憂うつを感じた。

それでも、また次の日病院へ出勤し、ロッカールームでひとたび白衣を着れば、私は医師という別の存在となる。普段着の私は悩んでいても、白衣を着た私は、胃ろうを付けて生き続ける患者をずっと支え続けることに、何の疑問も感じていなかった。

こうした毎日を送るうち、同じような状況の新しい患者と出会うたびに何度でもまた一から治療を積み重ねていくことが、医師の仕事なんだと悟った。そして、毎日を静かに生き続けている植物状態の患者をずっと見つめ続ける忍耐力と責任感が、私を医師として成長させた。胃ろうは小さな善行の積み重ねの結果だと思っていた。

それから二〇年が過ぎ、私は脳外科から内科に移り、そしてホスピスで長く働いたあと、小さな診療所を開業し往診に出かける医師になった。

ほんのわずかな間に、病院の対応は驚くほど様変わりした。最近の病院では、回復の見込みがない患者はそう長い間は入院が続けられない。病院は、在院日数を減らすために数ヵ月、いや数週間以内に患者を転院、退院させるのが通例となった。積極的な治療の適応がないと医師に判定された患者は、「この病院は急性期治療の患者を治療するところなので」と説明され、治療の打ち切りを突然宣言されるようになった。回復の見込みがないと判定された患者とその家族は、自分たちがどれだけ困っていても、公共に理解ある物わかりのいい市民として、次の患者のために病院から立ち去ることを要求されるようになった。

医師と患者の関係はいつしか、どのような治療をするのかという契約関係ばかりが先鋭化し、積み重なる時間のなかで熟成される人間と人間のつながりは消えた。患者の将来をひたむきに考え抜く医師も減り、自分の手術をした医師の名前さえ忘れる患者も出てきた。こうして、植物園とそこに住む人々は、病院から消えてしまった。静かな空間のなかで、病室での止まった時を平穏に過ごす患者も、お互いを励まし合う家族同士の姿もなくなった。病院、施設、自宅を転々としながら、患者も家族もそれぞれの場で孤立するようになった。ついには、「胃ろうをしない選択」「胃ろうからの経管栄養を中止する選択」の提案がなされ、価値のある生が強調され、無為に延命を図る医療を否定するようになった。

医師は、「寝たきりで、胃ろうで生きている命に価値はあるのか」と問い続ける憂うつから逃げ出し、治療の差し控えを家族に助言するようにもなった。植物状態になった患者を転院させることで、患者から逃げ出すこともできるようになった。市民は、「寝たきりで胃ろうで生きるなら死んだほうがまし」と考えることを尊厳死と錯覚するようにさえなった。

しかし私は、今の医師や市民の命の考え方に危機感をもっている。彼らは自分自身が老い、死にゆく事実を直視することから逃げ出そうとしているだけなのではないか。彼らの考える尊厳死とは、本当に尊厳のある生の延長にある死なんだろうか。そして医師は、老い、病んで死にゆく患者の尊厳と真に向き合っているんだろうか。

かつての「植物園」には、美しい花を咲かせることはなくとも、静かに穏やかに何も求めず不平も言わず、ただひたすら生き続ける患者たちがいた。そんな患者を見守り続ける家族と、小さな善行を積み重ねる医療者がいた。たとえいつかは枯れてしまうとわかっている植物でも、一枚でも葉が残っていれば、そこにわずかでも命があれば、大切に見つめ続けるまなざしがあった。枯れゆく植物を愛でながら、言葉にならない思いを伝えようとする対話があった。

しかし今では、花が散り、盛りが過ぎれば、その葉が茎が生を蓄えていても、根ごと引っこ抜き捨ててしまう。花が散ったあとの植物にはすでに価値はないといわんばかりに。「あの人」のように、働くこともできず、自分の力で生きていくこともできない、意識を失い、寝たきりで胃ろうをつけた患者には、生きる価値がないと考える風潮が静かに広まっている。しかし、命の価値は、盛りが過ぎても失われることはない。人は生きている以上、老いること、死にゆくことという、人生の冬から目を背けることはできない。

私が思うに、この胃ろうに関する問題の本質は、胃ろうの医学的価値、臨床的解釈ではない。医療コストの適正化でもない。人の死生観でも、胃ろうをめぐる倫理的論争でもない。ましてや、生活の質（quality of life）の追求でもない。問題の本質は、今の社会に広がる、価値のある命と価値のない命を峻別し、そして価値のない命は消滅したほうがよいという、偏狭な思想の台頭にあるのではないかと思っている。

今、私は毎日往診に出かけて、それぞれの家で孤立している患者と家族の懐に飛び込み、自分という存在を彼らの日常に染み込ませようと試みている。

「こんにちは、前にお会いしてからもう一週間経ちましたね。今日は水曜日だよ。どんな一週間でしたか。何かいいことはありましたか」

と、いつものように声をかけて診察を始める。

「いやー先生、相変わらずですよ、毎日同じようなもんです」

体調と治療の具合、そして最近の暮らしの様子を話し合ってから、診察を終える。平穏な時間だ。

「来週も同じ時間に来ますよ、また会いましょうね」

彼らが、「こんな状態で生きていても仕方がない」という刹那の価値観に支配されず、命の価値を見失わないで、植物園にいた「あの人」のように生をまっとうすることを、これからも見守っていきたい。本当の「医」とはきっとそういうものなんだろう。

あとがき

私はこれまで多くの本や論文を書いてきたが、そのほとんどは同業者である医師や看護師、薬剤師向けのものだった。同業者の知識や志を支えるために書いた文章を読んでくれた多くの方から激励の言葉をいただき、私自身いろいろと書いてきたかいがあったと感じると同時に、やはり一般の方々に自分の感じていることを伝えなくてはと思うようになった。

専門家にしかわからない、専門的な内容を伝えることは、そんなに難しいことではない。しかし、一般の方々に、自分たちに起こりうることとして医療の現場で起きている現実を伝えるには、どう言葉を綴ったらよいのだろうか。たんに専門用語を使わないといった程度のことでは、本当の意味で「一般の方々にわかりやすく書く」ということにはならない。

最近は、「難しいことはわかりませんが……」と患者や家族に言われると、自分の使う言葉が貧相なのだと思うようになった。医療者の言葉は難解なのではなく、貧相なのだ。私が接する患者・家族は私よりもずっと長く人生を送り、さまざまな現場を生き抜いてきた人たちだ。その人たちをして「難しいことはわかりませんが……」と言わしめるのは、医療者の言葉が貧しいからにすぎない。そう、彼らは思慮深く、「あなたの言っていることは独りよがりでよく理解できない」ということを、そっと指摘しているのだ。

医療者が発信する情報だけでは十分でないことを実感した私は、さまざまな人たちと経験したこと、自分自身が考え抜いてきたことを、できるだけわかりやすく、そして極力伝わりやすい形で発信するべく、ブログに文章を書いてきた。自分の心に浮かぶ言葉や世界を「心の映像」として、多くの人たちに伝えようとしてきた。この本は、私がこれまでいくつかの雑誌や新聞に書いてきた文章にこのブログに書いたものも合わせ、加筆・修正を行って再構成したものだ。

一般の方々に伝わる言葉を探す努力を続けてきた末にできあがったこの本のなかに、あなたが生きる力を得る何かを見つけることができたなら、医療の限界とそれを超えようとする努力を感じてもらうことができたなら、著者としてこんなに嬉しいことはない。

この本は、日本評論社の木谷陽平さんが企画し作られた。しんじょう医院の水上久仁子さんにも、すべての内容の校正・編集を行ってもらった。私にかかわる多くの人たちが、今苦しんでいる方々に届く言葉とはどのようなものなのかを一緒に考え続けてくれた。心から感謝している。

二〇一七年五月

新城拓也

文献

第1章

（1）Morita, T., Kawa, M., Honke, Y. et al.: Existential concerns of terminally ill cancer patients receiving specialized palliative care in Japan. *Support Care Cancer* 12: 137-140, 2004.

（2）Maltoni, M., Scarpi, E., Rosati, M. et al.: Palliative sedation in end-of-life care and survival: a systematic review. *J Clin Oncol* 30: 1378-1383, 2012.

（3）Morita, T.: Palliative sedation to relieve psycho-existential suffering of terminally ill cancer patients. *J Pain Symptom Manage* 28: 445-450, 2004.

（4）Seymour, J., Rietjens, J., Bruinsma, S. et al.: Using continuous sedation until death for cancer patients: a qualitative interview study of physicians' and nurses' practice in three European countries. *Palliat Med* 29: 48-59, 2015.

（5）日本緩和医療学会緩和医療ガイドライン作成委員会編『苦痛緩和のための鎮静に関するガイドライン二〇一〇年版』金原出版、二〇一〇年
（6）平野啓一郎『私とは何か――「個人」から「分人」へ』講談社現代新書、二〇一二年
（7）新城拓也『患者から「早く死なせてほしい」と言われたらどうしますか?――本当に聞きたかった緩和ケアの講義』金原出版、二〇一五年
（8）Morita, T., Chinone, Y., Ikenaga, M. et al.: Efficacy and safety of palliative sedation therapy: a multicenter, prospective, observational study conducted on specialized palliative care units in Japan. *J Pain Symptom Manage* 30: 320-328, 2005.
（9）EPEC™-O Self-Study Module 6: Last Hours of Living（https://www.cancer.gov/resources-for/hp/education/epeco/self-study/module-6/module-6.pdf）［二〇一七年六月一日アクセス］
（10）Swart, S.J., Brinkkemper, T., Rietjens, J.A. et al.: Physicians' and nurses' experiences with continuous palliative sedation in the Netherlands. *Arch Intern Med* 170: 1271-1274, 2010.
（11）Verkerk, M., van Wijlick, E., Legemaate, J. et al.: A national guideline for palliative sedation in the Netherlands. *J Pain Symptom Manage* 34: 666-670, 2007.
（12）Kohara, H., Ueoka, H., Takeyama, H. et al.: Sedation for terminally ill patients with cancer with uncontrollable physical distress. *J Palliat Med* 8: 20-25, 2005.
（13）Gaudreau, J.D., Gagnon, P., Harel, F. et al.: Psychoactive medications and risk of delirium in

hospitalized cancer patients. *J Clin Oncol* 23: 6712-6718, 2005.

第2章

（1）「がん大国白書　第1部新薬の光と影4『たった一剤で国が滅ぶ』」『毎日新聞』二〇一六年四月六日付朝刊

（2）Reisfield, G.M., Wallace, S.K., Munsell, M.F. et al.: Survival in cancer patients undergoing in-hospital cardiopulmonary resuscitation: a meta-analysis. *Resuscitation* 7: 152-160, 2006.

第3章

（1）青山ゆみこ『人生最後のご馳走―淀川キリスト教病院ホスピス・こどもホスピス病院のリクエスト食』幻冬舎、二〇一五年

（2）平優子、牧野智恵、澤木英子他「胃がん患者と家族の調理実習を取り入れたがんサロンの実際」『Palliative Care Research』一〇巻、九二六―九三〇頁、二〇一五年

（3）佐藤友亮、新城拓也、石川朗宏他「在宅療養をしていた終末期がん患者の食事と補完代替療法に関する遺族調査」『Palliative Care Research』一〇巻、一六二―一六七頁、二〇一五年

（4）新城拓也、佐藤友亮、石川朗宏他「在宅療養をしていた終末期がん患者の介護者の食事・調理に関する負担感に関する調査」『Palliative Care Research』一〇巻、二三八―二四四頁、二〇一五年

第4章

（1）新城拓也、森田達也、平井啓他「主治医による死亡確認や臨終の立ち会いが、家族の心理に及ぼす影響についての調査研究」『Palliative Care Research』五巻、一六二―一七〇頁、二〇一〇年

初出一覧

第1章

- 「いっそ死なせてくれないか」――「緩和ケアの現場から」『こころの科学』一八六号、二五―二九頁、二〇一六年
- みずから鎮静を望む――「『最期は苦しみますか?』全ての苦痛は緩和できるか（上）」YOMIURI ONLINE（yomiDr.）、二〇一七年
- 鎮静をする医師に求められること――「『最期は苦しみますか?』全ての苦痛は緩和できるか（下）」YOMIURI ONLINE（yomiDr.）、二〇一七年
- 家族にとっての鎮静――「普通の亡くなり方に近づけるためです」『緩和ケア』二六巻六月増刊号、一四四―一四七頁、二〇一六年
- 鎮静の偽装――『倦怠感』『身の置き所のなさ』にオピオイドの投与はありか・なしか」『緩和ケア』二五巻二号、一一六―一一九頁、二〇一五年

第2章

・**特別な一日、そして別れ**――「こころの現場から（終末期医療）」『こころの科学』一七五―一八〇号、二〇一四―二〇一五年

・**時代とともに変わる治療**――「時代とともに変わる治療…揺るぎない信念を探し続ける」YOMIURI ONLINE（yomiDr.）、二〇一六年

第3章

・**死の恐怖（スピリチュアルペイン）とどう向き合うか、どう支えるか**――「亡くなりゆく人たちの恐怖、残される人たちの不安」YOMIURI ONLINE（yomiDr.）、二〇一七年

いずれも書籍化にあたり加筆・修正を行った。

●著者

新城拓也（しんじょう・たくや）

1971年生まれ。1996年名古屋市立大学医学部を卒業。脳外科、内科を経て、社会保険神戸中央病院緩和ケア病棟でホスピス医として10年間勤務。2012年に、がん患者の外来・訪問診療を実践する「しんじょう医院」を開業。以来、在宅医療の世界に身を投じ、日々奮闘している。日本緩和医療学会専門医。著書に『患者から「早く死なせてほしい」と言われたらどうしますか？』『超・開業力』（いずれも金原出版）などがある。

がんと命の道しるべ　余命宣告の向こう側

2017年7月25日　第1版第1刷発行

著　者——新城拓也

発行者——串崎　浩

発行所——株式会社 日本評論社

〒170-8474　東京都豊島区南大塚3-12-4

電話　03-3987-8621（販売）-8598（編集）振替　00100-3-16

印刷所——港北出版印刷

製本所——難波製本

装　幀——桂川　潤

ISBN 978-4-535-98455-4　Printed in Japan